# 歩行分析

シート式足圧センサーを用いた
歩行分析に関する研究

京都橘大学健康科学部教授
村 田 伸
*Murata Shin*

学術研究出版

## はじめに

　歩行は、日常生活活動における最も基本的な動作であり、ヒトによる二足歩行は最も人間らしい動作ともいえます。ヒトの歩行は、姿勢の安定を維持しながら、最小限の重心移動と消費エネルギーで下肢の運動を繰り返し、身体を前進させる運動です。一見すると単純に見えますが、身体内部では神経系や感覚系、および筋骨格系の微妙な調整によって運動がコントロールされています。

　現在の歩行分析に関する基礎的な研究は19世紀に始まりました。写真技術の発達による動作解析の進歩や各種計測器機の発達により、正常歩行や異常歩行に関する多くの研究が行われてきました。その方法には、ビデオカメラで動画撮影し観察による分析を行う主観的な方法と測定機器を用いた定量的な方法があります。ストップウォッチを用いた歩行速度の計測は、最も普及している定量的な方法です。このほか、3次元動作解析装置や3軸加速度計を用いた歩行分析、シート式足圧センサーを用いた歩行分析などが定量的な方法として行われています。

　本書では、設置や移動が容易な薄型シート形状で、コンピュータと接続するだけのシンプルな構成のシート式足圧センサーを用いた歩行分析による研究を紹介しています。本文全体は9章からなっており、その中心は、筆者らが2004年に発表した研究から2017年に発表した研究まで、13年間に行った歩行分析に関する16の研究から構成されています。その研究の多くは、西九州大学と京都橘大学の村田研究室で取り組んだ研究ですが、筆者と共同で行った東北福祉大学での研究や至誠堂宇都宮病院での研究も含まれています。本書の出版にあたり、各学術誌に掲載された論文に加筆・修正を行っていますが、掲載論文の著者名や雑誌名は各研究の末尾に記載しています。

　本書で取り上げたそれぞれの研究は、西九州大学、京都橘大学、久留米大学のいずれかの大学における研究倫理委員会の承認を得て実施しています。また、科学研究費補助金：基盤研究B（課題番号19390573、課題番号00389503、課題番号16H05602）、科学研究費補助金：挑戦的萌芽研究（課題番号25671005、課題番号15K15902）、石本記念デサントスポーツ科学振興財団学術研究助成、京都橘大学総合研究センター公募型研究助成などからの助成を受けて行われましたが、利益相反に該当するような事項はございません。

　最後に、本研究を進めるにあたり、研究計画の立案やデータ収集、結果の分析と解釈、論文作成をともに行った村田研究室の卒業生の皆さん、ならびに共同研究者の先生方に心より感謝いたします。また、調査にご協力頂きました至誠堂宇都宮病院およびひらまつ病院の患者の皆様、ひらまつ病院デイケアセンターの利用者の皆様、有料

老人ホームグッドタイムホーム西の丘の入居者の方々、福岡県福智町および滋賀県野洲市に居住している高齢者の皆様、ならびに施設職員の皆様のご協力がなければ、本研究を完成することができませんでした。とくに、高齢者の方々には、笑顔で調査にご協力いただき、励ましのお言葉も多くの方々からいただきました。一人一人のお名前を書くことはできませんが、この場をお借りして感謝いたします。なお、本書は京都橘大学より学術出版助成を受けて出版されました。

2017年10月

村田　伸

# 目　次

## ●第1章　序論

### 第1節　本研究の背景 …………………………………………… 14
　1　歩行分析の方法と問題点　14
　　① 観察による歩行分析の問題点　14
　　② ストップウォッチを用いた歩行速度計測の問題点　15
　　③ 3次元動作解析装置を用いた歩行分析の問題点　16
　　④ 3軸加速度計を用いた歩行分析の問題点　16
　2　シート式足圧センサーを用いた歩行分析　17

### 第2節　歩行速度計測に関する従来の研究と問題点 ………………… 19
　1　最適歩行と最速歩行の再現性・性差・左右差の検討が不十分　19
　2　最適歩行と最速歩行の歩行パラメーターと
　　　下肢筋活動が総合的に検討されていない　19
　3　高齢者の歩行能力は最適歩行と最速歩行のどちらで評価すべきか　20

### 第3節　歩行パラメーターと身体機能との関連に関する従来の研究と問題点… 21
　1　歩行速度以外のパラメーターと身体機能に関する検討が不十分　21

### 第4節　上肢が歩行に及ぼす影響に関する従来の研究と問題点 ………… 22
　1　手の位置が歩行に与える影響に関する検討が不十分　22
　2　荷物を運搬する際の歩行分析が不十分　22

### 第5節　後ろ向き歩行に関する従来の研究と問題点 ………………… 24

### 第6節　二重課題歩行に関する従来の研究と問題点 ………………… 25
　1　二重課題条件下での歩行分析が不十分　25
　2　歩きスマホでの歩行分析が不十分　25

### 第7節　虚弱高齢者の歩行分析に関する従来の研究と問題点 ………… 27
　1　転倒を経験した高齢者の歩行分析が不十分　27
　2　抑うつ状態にある高齢者の歩行分析が不十分　28

第8節　歩行分析を用いた効果判定に関する従来の研究と問題点 ………… 29
　　1　脳卒中片麻痺患者が着用する
　　　　　　　　短下肢装具の歩行分析による効果判定が不十分 ……… 29
　　2　健康用具（踵なしスリッパ）の効果判定が不十分　29
　　3　バランス歩行テストの運動学的分析が行われていない　30

第9節　歩行の基礎知識 ……………………………………………………… 31
　　1　歩行周期　31
　　2　歩行分析で使用する歩行パラメーター　33

第10節　研究の目的と意義 …………………………………………………… 34
　　1　従来の研究における問題点と本研究の目的　34
　　2　本研究の構成　37


● 第2章　最適歩行と最速歩行の歩行分析
第1節　最適歩行と最速歩行の相違 ………………………………………… 40
　　1　対象と方法　40
　　　1　対　象　40
　　　2　測定機器　40
　　　3　測定方法　41
　　　4　統計学的解析法　42
　　2　結　果　43
　　　1　最適歩行と最速歩行の比較　43
　　　2　性　差　43
　　　3　最適歩行と最速歩行における測定値の再現性　45
　　3　考　察　46

第2節　最適歩行と最速歩行中の歩行パラメーターと下肢筋活動の比較 … 48
　　1　対象と方法　49
　　　1　対　象　49
　　　2　測定手順　49

③ 歩行パラメーターの測定方法　49
　　④ 筋活動の測定方法　50
　　⑤ 統計学的解析法　51
　2　結　果　51
　3　考　察　53

第3節　要介護高齢者の歩行テストは最適歩行と
　　　　　　　　最速歩行のどちらで評価すべきか……………………55
　1　対象と方法　55
　　① 対　象　55
　　② 歩行パラメーターの測定方法　56
　　③ FRTとFrail CS-10の測定方法　56
　　④ 統計学的解析法　57
　2　結　果　57
　　① 最適歩行と最速歩行における測定値の再現性　57
　　② 最適歩行と最速歩行における測定値の妥当性　58
　3　考　察　59


● 第3章　歩行パラメーターと身体機能との関連
第1節　健常女性の歩行パラメーターと身体機能との関連……………62
　1　対象と方法　63
　　① 対　象　63
　　② 歩行パラメーターの測定方法　63
　　③ 最大一歩幅の測定方法　64
　　④ 下肢筋力の測定方法　64
　　⑤ 統計学的解析法　64
　2　結　果　65
　　① 最速歩行と最適歩行のパラメーターの比較　65
　　② 最速歩行時の歩行パラメーターと身体機能との相関　65
　　③ 最適歩行時の歩行パラメーターと身体機能との相関　66
　3　考　察　67

第 2 節　地域在住高齢者の歩行パラメーターに関連する要因 ………………… 70
　　1　対象と方法　70
　　　1　対　象　70
　　　2　歩行パラメーターの測定方法　70
　　　3　各種身体機能の測定方法　71
　　　4　統計学的解析法　72
　　2　結　果　73
　　3　考　察　74

## ●第 4 章　歩行に及ぼす上肢の影響

第 1 節　歩行中の手の位置が歩行パラメーターに与える影響 ………………… 78
　　1　対象と方法　78
　　　1　対　象　78
　　　2　歩行パラメーターの測定方法　79
　　　3　測定手順　79
　　　4　統計学的解析法　80
　　2　結　果　80
　　3　考　察　81

第 2 節　運搬方法が歩行パラメーターに与える影響 ……………………………… 83
　　1　対象と方法　83
　　　1　対　象　83
　　　2　歩行パラメーターの測定方法　84
　　　3　測定手順　84
　　　4　統計学的解析法　85
　　2　結　果　85
　　3　考　察　86

## ●第5章　後ろ向き歩行の歩行分析

### 第1節　健常成人の後ろ向き歩行の分析 …………………………………… 90
  1　対象と方法　90
    1　対　象　90
    2　歩行パラメーターの測定方法　90
    3　測定手順　91
    4　統計学的解析法　91
  2　結　果　91
    1　前向き歩行と後ろ向き歩行の歩行パラメーターの比較　91
    2　前向き歩行と後ろ向き歩行の各歩行パラメーターの関連　92
  3　考　察　92

### 第2節　後ろ向き歩行の歩行パラメーターと筋活動の特徴 ………………… 94
  1　対象と方法　94
    1　対　象　94
    2　測定手順　95
    3　歩行パラメーターの測定方法　95
    4　筋活動の測定方法　95
    5　データの解析方法　96
    6　統計学的解析法　96
  2　結　果　96
    1　前向き歩行と後ろ向き歩行の歩行パラメーターの比較　96
    2　前向き歩行と後ろ向き歩行時の下肢筋活動の比較　97
  3　考　察　98

## ●第6章　二重課題が歩行パラメーターに及ぼす影響

### 第1節　二重課題が地域在住高齢者の歩行パラメーターに及ぼす影響 … 102
  1　対象と方法　103
    1　対　象　103
    2　歩行パラメーターの測定方法　103

③ 二重課題の実施方法　103
　　　④ 測定手順　104
　　　⑤ 統計学的解析法　104
　　2　結　果　104
　　3　考　察　105

第2節　歩きスマホが歩行に及ぼす影響 ……………………………… 108
　　1　対象と方法　108
　　　① 対　象　108
　　　② 歩行パラメーターの測定方法　109
　　　③ 測定手順　109
　　　④ 統計学的解析法　110
　　2　結　果　110
　　　① 通常歩行と歩きスマホの歩行パラメーターの再現性　110
　　　② 通常歩行と歩きスマホの歩行パラメーターの比較　111
　　3　考　察　112

● 第7章　虚弱高齢者の歩行分析
第1節　転倒経験高齢者の歩容の特徴 ……………………………… 116
　　1　対象と方法　117
　　　① 対　象　117
　　　② 歩行パラメーターの測定方法　118
　　　③ 測定手順　118
　　　④ 統計学的解析法　119
　　2　結　果　119
　　　① 転倒の発生率と属性の比較　119
　　　② 転倒群と非転倒群の歩行パラメーターの比較　120
　　3　考　察　121

第2節　抑うつ傾向にある高齢者の歩容の特徴 ……………………………… 123
　　1　対象と方法　124

    1 対　象　124
    2 抑うつ傾向の判定方法　124
    3 歩行パラメーターの測定方法　124
    4 重心動揺の測定方法　125
    5 統計学的解析法　125
  2 結　果　126
    1 抑うつ傾向群と非抑うつ群の属性比較　126
    2 抑うつ傾向群と非抑うつ群の歩行パラメーターの比較　126
    3 抑うつ傾向群と非抑うつ群の重心動揺の比較　126
  3 考　察　127

## ●第8章　歩行分析を用いた効果判定

### 第1節　脳卒中片麻痺患者の歩行分析と短下肢装具（AFO）の影響 …… 132
  1 対象と方法　132
    1 対　象　132
    2 歩行パラメーターの測定方法　133
    3 測定手順　133
    4 統計学的解析法　133
  2 結　果　134
    1 裸足歩行とAFO装着歩行の歩行パラメーターの比較　134
    2 裸足歩行における麻痺側と非麻痺側の歩行パラメーターの比較　134
    3 AFO装着歩行における麻痺側と
       非麻痺側の歩行パラメーターの比較　135
  3 考　察　135

### 第2節　踵なしスリッパの着用が歩行に及ぼす影響 ………………… 138
  1 対象と方法　139
    1 対　象　139
    2 測定手順　139
    3 歩行パラメーターの測定方法　139
    4 下肢筋活動の測定方法　140

5　統計学的解析法　140
　2　結　果　141
　3　考　察　142

第3節　バランス歩行テストの運動学的分析 …………………………………… 144
　1　対象と方法　145
　　　1　対　象　145
　　　2　バランス歩行テストの方法　145
　　　3　測定手順　145
　　　4　筋活動の測定方法　146
　　　5　歩行パラメーターの測定方法　146
　　　6　統計学的解析法　147
　2　結　果　147
　　　1　歩行パラメーターの比較　147
　　　2　下肢筋活動の比較　148
　3　考　察　149


● 第9章　総合考察

第1節　本研究結果のまとめ ……………………………………………………… 152

第2節　健常成人を対象にした歩行分析に関する総合考察 …………………… 156

第3節　地域在住高齢者や虚弱高齢者および
　　　　障害者を対象にした歩行分析に関する総合考察 ………………… 159

第4節　結　語 ……………………………………………………………………… 162

# 第1章 序論

第1節 本研究の背景 …………………………………………………………………… 14
第2節 歩行速度計測に関する従来の研究と問題点 ………………………………… 19
第3節 歩行パラメーターと身体機能との関連に関する従来の研究と問題点 … 21
第4節 上肢が歩行に及ぼす影響に関する従来の研究と問題点 ………………… 22
第5節 後ろ向き歩行に関する従来の研究と問題点 ……………………………… 24
第6節 二重課題歩行に関する従来の研究と問題点 ……………………………… 25
第7節 虚弱高齢者の歩行分析に関する従来の研究と問題点 …………………… 27
第8節 歩行分析を用いた効果判定に関する従来の研究と問題点 ……………… 29
第9節 歩行の基礎知識 ……………………………………………………………… 31
第10節 研究の目的と意義 …………………………………………………………… 34

## 第1節　本研究の背景

　歩行は、日常生活動作における最も基本的な動作であり、最も人間らしい動作ともいえる。ヒトはその動作能力が奪われたとき、どのくらいの痛みを感じ、どのくらいの絶望を感じるのであろうか？　我々理学療法士は、多くの歩行障害が生じた方の治療に携わっているが、その心境に到達するのは困難であろう。ただし、熱心に歩行練習を行う患者の姿や、歩行ができるようになった時の患者の喜びを目にすると、それがいかに大切なことであるのかは理解できる。理学療法士ほど、ヒトの歩行に直接関わりを持つ職業は他にない。よって、歩行分析は理学療法評価のなかでも重要な部分を占める。歩行分析は、理学療法を行う上での問題点を探すための課程であり、理学療法の効果判定を行うための手段でもある。

### 1　歩行分析の方法と問題点

　ヒトの歩行は、姿勢の安定を維持しながら、最小限の重心移動と消費エネルギーで下肢の運動を繰り返すことにより、身体を前進させる運動である。一見単純に見えるが、身体内部では神経系や感覚系、および筋骨格系の微妙な調整により運動が制御されている。四足歩行における前足での支持機能を放棄した二足歩行は、支持側下肢の足底面に重心を置き、上肢は骨盤上に体幹のバランスを保つために作用し、下肢は移動機能に作用する（飯田，1986）。前進では、足と床面の間で働く床反力が水平と垂直方向に加速するよう働くため、床面に対して斜下に下肢を動かす必要がある。そのため下肢は伸展し、重心が水平垂直分力で上前方に移動する。したがって、歩行は前進挙上の複合運動であり、交互に推進と制動が行われる（Steindler, 1955）。

　現在の歩行分析に関する基礎的な研究は19世紀に始まる。写真技術の発達による動作解析の進歩や各種計測器機の発達により、正常歩行に関する多くの研究が行われてきた（高橋，1991）。その方法には、主観的な方法（観察による歩行解析）と定量的な方法があり、前者は歩行障害者の問題点を探る時に用いられる場合が多く、後者は問題の客観的な検証や効果判定に用いられる場合が多い。

#### 1　観察による歩行分析の問題点

　観察による歩行分析は、歩行の質的な問題を解明するためのものであり、理学

療法の現場で最も普及している方法である。ただし、理学療法士の習熟度によって結果が変わってしまうこと、習熟していない理学療法士であれば何度も患者を歩行させ疲労させてしまうこと、客観性に乏しいことなどが弱点として挙げられる。なお、これら弱点に対して、歩行の様子をビデオカメラで動画撮影し、それを繰り返し再生して観察する方法はあるが、それでも限界がある。

## 2 ストップウォッチを用いた歩行速度計測の問題点

　定量的な歩行評価として最も一般的な方法は、ストップウォッチを用いた歩行速度の計測である。歩行速度を測定する一般的な方法として、10m歩行速度や5m歩行速度、Timed Up and Go Testなどがある。なかでも10m歩行速度の測定は、信頼性(Bohannon, 1997；Listonら，1996)や妥当性(Bohannonら，1995；Bohannonら，1992)に優れており、研究や臨床場面において幅広く活用されてきた。また、10mの直線歩行路を確保できない場合や、要介護状態にある高齢者には負担が大きいなどの理由により、5m歩行速度の有用性も報告(新開ら，2000；甲斐ら，2011；牧迫飛，2011)されている。とくに高齢者の歩行速度は、筋力や立位バランスなどの基礎的運動能力を代表し(衣笠ら，1994；Nagasakiら，1995)、日常生活やうつ状態と関連しており(Buchnerら，1996)、老研式活動能力指標(Koyanoら，1991)で評価した生活機能を予測できる。さらに杉浦ら(1998)は，高齢者の歩行速度が将来の死亡リスクや手段的Activities of Daily Living(ADL)の低下と密接に関連していることを報告している。このように、高齢者の歩行能力は基礎的運動能力、生活機能、死亡リスク、手段的ADLを予測する指標として重要な意味を持つ。なお、ストップウォッチを用いた歩行速度の計測方法を図1-1に示す。最適歩行で評価する場合は「普通に歩いてください」、最速歩行の場合は「できるだけ速く歩いてください」と口頭で指示する。歩行区間は、歩行開始と終了時の加速と減速を考慮し、マットの3m手前から3m奥までとし、中間10m(5m)を測定区間としてその所要時間を測定する(図1-1)。ストップウォッチを用いた歩行速度の計測は、簡便で有用な方法であるが、詳細な歩行分析を行うことはできない。

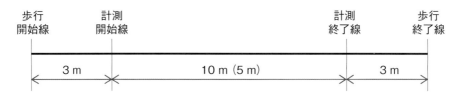

図1-1　10 m（5 m）歩行路

### ③　3次元動作解析装置を用いた歩行分析の問題点

　光学式3次元動作解析装置は、反射マーカーと呼ばれる目印を身体に貼り付けて、これに赤外線を反射させ、それをいくつもの特殊なカメラで捉えることにより、3次元の位置を割り出す。この装置は、非常に高機能な計測システムであり、歩行のみならず様々なパフォーマンスの動作解析におけるゴールドスタンダードである。その3次元動作解析装置から得られる測定値の信頼性や妥当性については、多くの研究者により確認されている。しかし、取得運用にかかる費用が非常に高価であり、設置や計測のための環境整備が必要であること、機器の操作に習熟が必要なこと、計測の準備に時間を要すること、解析には特別な知識が必要であることなど、多くの解決すべき問題がある。よって、臨床現場で使用するには困難である。

### ④　3軸加速度計を用いた歩行分析の問題点

　3軸加速度計は、3次元動作解析装置と比較して設置場所や動作の制約が少なく、簡便かつ定量的に歩行を解析することが可能である（Yangら，2010）。3軸加速度計を腰部（幸田ら，2016）や前胸部（井出ら，2012）に取り付けて歩行することで、歩行時の身体動揺が計測できる。また近年では、歩行中の不安定性を3軸加速度計で評価する歩行変動が注目されている。歩行変動とは、1歩行周期から次の1歩行周期に要する時間やその際に生じる変化の変動であり、標準偏差を平均値で除した変動係数で表される（Gabellら，1985）。例えば、転倒経験者ではこの1歩行周期時間の変動が非転倒群と比較すると大きいことが明らかとなっている（Hausdorff，2001；三好ら，2011）。ただし、先行研究における歩行変動の測定は、6分間の歩行運動による測定（Hausdorff，2001）や100m以上の歩行距離（三好ら，2011）を必要とし、高齢者によっては負担となる場合も多い。また、3軸加速度計

を用いた歩行時の身体動揺は短距離歩行でも計測できるが、立脚時間や遊脚時間などの時間パラメーター、および足角や歩行角などの空間パラメーターなど、詳細な歩行分析を行うことはできない。

## 2　シート式足圧センサーを用いた歩行分析

いくつかのメーカーが測定機器を販売しているが、どのメーカーの製品も設置や移動が容易な薄型シート形状であり、コンピュータと接続するだけのシンプルな構成となっている。歩行や動作の接地足跡や圧力分布状態をリアルタイムにモニターし、計測できる。解析できる歩行パラメーターは、歩行速度、歩行率（ケイデンス）、重複歩距離（ストライド長）、歩幅（ステップ距離）、歩隔、足角、歩行角、立脚時間、両脚支持時間、遊脚時間などである（詳細は第1章第9節参照）。シート式足圧センサーを用いた歩行分析装置と解析画面の例を示す（**図1-2**・**図1-3**）。

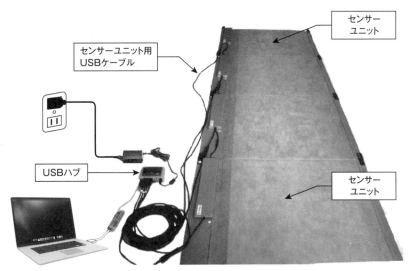

図1-2　シート式足圧センサーを用いた歩行分析装置
（ウォークWayMW-1000：アニマ株式会社製）

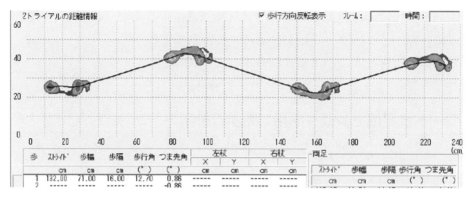
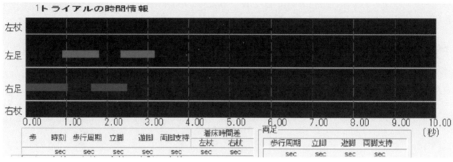

図1-3　解析画面の一例
（ウォークWayMW-1000：アニマ株式会社製）

## 第2節 歩行速度計測に関する従来の研究と問題点

### 1 最適歩行と最速歩行の再現性・性差・左右差の検討が不十分

　歩行速度の計測は、ストップウォッチを用いて容易にできるため、最も普及している歩行分析の方法である。とくに高齢者の歩行速度は、基礎的運動能力、生活機能、死亡リスク、手段的ADLを予測する指標としても重要な意味を持つ。これまでの歩行速度の計測法に関する先行研究では、歩行速度計測値の信頼性を得るための測定回数の検討（阿部ら，1999）や、歩行自立度別における歩行速度計測の信頼性を検討した報告（多田ら，1994）、および歩行速度の違いによる信頼性の検討などがある。しかし、日常的な速度での歩行よりも速い速度での歩行の方が再現性に優れているとした報告（Fransen，1997）もあれば、最速歩行の再現性が乏しかったとの報告（Sekiya，1998）もあり、一致した見解は得られていない。また歩行能力の性差について、歩行速度や歩行率などは報告されているが、歩幅・歩隔・足角など、詳細なデータの性差については明らかにされていない。さらに、歩行中の利き足と非利き足について検討した報告も見当たらない。

### 2 最適歩行と最速歩行の歩行パラメーターと下肢筋活動が総合的に検討されていない

　歩行中の下肢筋活動の評価には、筋電図学的分析が行われている。例えば、歩行速度や足部への重錘負荷条件の違いにより、下肢筋活動の変化を検討した報告（池添ら，2001）や、下肢筋が歩行周期のどの時期に活動しているのか（Duboら，1976）、あるいは歩行速度によってどのように筋活動が変化するのか（Shiaviら，1987；神戸ら，1993）などが報告されている。ただし、これまで異なる速度での歩行パラメーターと下肢の筋活動をそれぞれに測定し検討した報告はあるが、これらを同時に測定し検討した報告は見当たらない。歩行は、筋力や持久力、バランス能力など、種々の身体機能と関連し、それぞれが複合的に機能することで行われる動作であるため、歩行中の下肢の筋活動を測定することが重要と考えられる。また、これらを同時に測定することにより、一歩行周期の歩行パラメーターと下肢筋活動を総合的に検討することが可能となる。

## 3　高齢者の歩行能力は最適歩行と最速歩行のどちらで評価すべきか

　近年の最適歩行に関する報告には、変形性股関節症患者の患側・健側について、理学所見と歩行データとの関係を比較検討（榎ら，2005）したものや、股義足歩行における訓練歩行と最適歩行を比較（井上ら，2003）したものがある。一方、最速歩行に関する報告には、要介護高齢者の最速歩行を計測し、男女を問わず歩行速度が速い者ほどADL能力が高かったとの報告（甲斐ら，2011）や、最大歩行速度とFunctional Reach Test（FRT）やTUGなどのバランス検査を行い、高齢者の歩行能力が静的・動的両者のバランス機能に影響されることが報告（猪飼ら，2006）されている。また、最適歩行と最速歩行を比較した研究（Fransenら，1997；村田ら，2004）もあるが、一定した見解が得られておらず、両者の妥当性についての報告も皆無である。高齢者、とくに要介護高齢者の歩行能力は、ADL能力や転倒リスクを把握するために重要であるにもかかわらず、最適歩行と最速歩行のどちらで評価すべきかについて十分な検討がなされていない。

## 第3節 歩行パラメーターと身体機能との関連に関する従来の研究と問題点

### 1 歩行速度以外のパラメーターと身体機能に関する検討が不十分

　ヒトが運動を適切に行うために必要な体力要素には、筋力、平衡性、瞬発力、柔軟性などがある（板場，2015）。これら身体運動の要素が必要とされる歩行は、複合的な運動であり（丸山，1999）、自立した質の高い日常生活を営むために必要不可欠な能力（宮辻ら，2007）である。重要な指標の一つである歩行能力の評価は、ストップウォッチを用いた簡便な所要時間と歩数の測定、Physiological Cost Index によるエネルギー効率や持久力の評価、歩容観察（中江ら，2010）などが行われている。歩行パラメーターでは、歩行速度、歩幅、歩行率が代表的（Helbostad ら，2004）であり、とくに歩行速度と身体機能や日常生活活動能力との関連については多くの報告（内山ら，2008）がある。歩行速度のうち最大歩行速度は、健常高齢者や健常成人を対象とした膝伸展筋力（山崎ら，1998）や足趾把持力（金子ら，2009；池田ら，2011）などの下肢筋力やバランス能力（池田ら，2011；臼田ら，1999）と関連することが報告されている。しかし、歩隔や足角、歩行周期に関するパラメーターの検討は不十分との指摘（大杉ら，2014）があり、下肢筋力やバランス能力との関連が報告されている歩行速度以外のパラメーターと身体機能との関連についても検討が必要である。

　さらに、歩行速度の加齢変化に関する研究は繰り返し報告されているが、歩行速度以外のパラメーターである歩隔やストライド長、立脚時間などに関しても、加齢に伴い変化することが報告（星野ら，2005；赤平，1999；西村ら，2011）されている。にもかかわらず、その変化に関連する要因の検討は十分になされていない。歩行速度は歩行能力を示す一要因でしかなく、その他を詳細に検討することで、高齢者の移動能力をより詳細に評価することができるとともに、歩行能力の低下の要因が明確になると考えられる。

## 第4節　上肢が歩行に及ぼす影響に関する従来の研究と問題点

　歩行中の上肢は、左右交互に屈曲と伸展を繰り返す。左右それぞれの上肢は、同側の初期接地で伸展が最大となり、反対側の初期接地で屈曲が最大となる（Murrayら，1967）。すなわち、下肢の動きとちょうど正反対に無意識の動きが生じる。この歩行中の上肢の作用は、その重量と動きによって歩行中の外乱を軽減し、歩行効率を高めることが示されている（Elftman, 1939；Fernandezら，1965；Murrayら，1966）。Elftman（1939）は、上肢の振りは振り子として他動的に作用すると述べているが、表面筋電図を用いたFernandezら（1965）の研究では、歩行中の上肢の筋が手の振りをコントロールしていると報告している。さらに、Murrayら（1966）は、上肢の振りによる肩甲帯の回旋と骨盤の逆方向への回旋が、効率的な歩行にとって必要不可欠であると報告している。

### 1　手の位置が歩行に与える影響に関する検討が不十分

　ただし、日常生活における歩行中の上肢は手を振るだけでなく、腕を前で組んだり手を後ろに組むなど、上肢を固定している場合も多い。例えば、円背の高齢者の多くは手を後ろに組み、体幹が前方へ倒れることを制動している。また、理学療法場面においても、体幹を屈曲させた歩容にするためにボールを前に持たせながら歩く練習を行うことがあり、反対に体幹を伸展させた歩容にするために、手を後ろに組ませながら歩行練習を行うこともある。しかし、この手の位置が歩行に与える影響について調べた研究は少なく、時間的なパラメーターだけでなく、歩幅、歩隔、足角などの床面から得られる空間的パラメーターを総合的に評価している報告は非常に少ない。さらに、自分の手で上肢を固定する方法で歩行を分析した報告は見当たらない。もし、上肢の位置の違いが歩行に直接的な影響を与えるならば、その変化を検証することで、歩行指導を行う際の有益な情報になり得るであろう。

### 2　荷物を運搬する際の歩行分析が不十分

　歩行はヒトの移動のみならず、物の移動を目的として行われる。荷物運搬歩行には、国や文化の違いによって様々な形態があり（小黒ら，1985）、わが国では片手持ち型と両手抱え型が日常的に使用されている。大腿骨頸部骨折後や一側の変形性股

関節症の患者に対して、患側にかかる負担を軽減させるため、荷物を患側に持つよう指導する（Neumann, 1999）。しかし、下肢に障害のない高齢者や両側下肢に障害を有する患者に対しては、利き手と非利き手のどちらの手で荷物を持つほうが、歩行の安定性に寄与するのかについて明らかにされておらず、指導すべき基準がない。荷物運搬歩行は、ロコモティブシンドロームのチェック項目（藤野, 2010）にも採用されており、この動作の歩行パラメーターや歩容について分析することは、身体機能や転倒リスク、日常生活関連動作の評価、歩行指導の点で重要と考えられる。

## 第5節 後ろ向き歩行に関する従来の研究と問題点

　正常な歩行は、意識することなく一定のリズムで規則的に行われる。しかし、リハビリテーションが必要な患者の歩行では左右差が出現したり、不規則なリズムで行われる場合があり、歩行の評価が必須となる。ただし、それらの大半は前向き歩行の評価であり、後ろ向き歩行の評価は確立されていない。日常生活において後ろ向き歩行を行う機会は少ない反面、臨床の現場ではパーキンソン病患者に対する理学療法（武田ら，2005）として、また平衡障害のある患者に対する治療手段（牛尾，2002）の一つとして後ろ向き歩行が取り入れられている。後ろ向き歩行に関する先行研究では、前向き歩行と後ろ向き歩行について、同じ速度で歩行する場合、運動パターンが類似しているとの報告がある（Winter, 1989）。しかし、臨床現場で歩行を観察すると、前向き歩行と後ろ向き歩行では歩幅や歩隔の調節に違いがあるように思えるが、歩幅や歩隔を含めた明確な数値を検討した先行研究は見当たらない。

　歩行は筋力や持久力、バランス能力など、種々の身体機能と関連し、それぞれが複合的に機能して遂行される動作である（大杉ら，2014）。ただし、これまでの先行研究では、前向き歩行と後ろ向き歩行の異なる歩行速度における筋活動の検討（本間ら，2013）は行われているが、歩行パラメーターと筋活動を同時に検討した研究は報告されていない。

## 第6節　二重課題歩行に関する従来の研究と問題点

### 1　二重課題条件下での歩行分析が不十分

　転倒に関する調査・研究は繰り返し行われており、これまでにも多くの転倒要因が明らかとなっている。そのなかで、近年注目されているのが二重課題（dual-task）条件下でのパフォーマンステストである。Lundin-Olssonら（1997）は、歩行中に話しかけられると立ち止まってしまう高齢者が転倒しやすいことを報告した。二重課題では、要求される2つの課題への注意を適切に分配しながら、課題を遂行することが求められる。その際に重要な働きをするのが前頭連合野の注意分散機能である。この機能は、加齢に伴って注意資源量が減少することや（島ら, 2009）、注意の抑制が困難になるため（Hasherら, 1998）、同時に複数の課題を遂行するパフォーマンスが低下し、転倒要因になると考えられている。Lundin-Olssonら（1997）の報告以後、高齢者は若年者と比較して二重課題条件下での歩行速度や安定性の低下、姿勢動揺が増大することなどが報告（Beauchetら, 2005；Hollman, 2004；Schrodtら, 2004；Woolacottら, 2002）されてきた。二重課題を用いた研究では、歩行速度や歩幅、歩行時間に関する報告は散見されるが、二重課題条件下での立脚時間や歩隔など、詳細に歩行パラメーターの特徴を明らかにした研究は見当たらない。

### 2　歩きスマホでの歩行分析が不十分

　また、二重課題歩行の重要性は高齢者に限ったことではなく、最近では歩きながらスマートフォンを操作する（歩きスマホ：二重課題歩行）ことによる事故やトラブルが注目されている。わが国では、2008年にスマートフォンが発売されて以来、その普及率が急速に増加した（総務省, 2015）。今後もスマートフォンの普及率は、さらに増加していくものと考えられる。もちろん、スマートフォンを使用するメリットは多いが、デメリットとして「歩きスマホ」による事故やトラブルが報告されている（MMD研究所, 2015）。

　歩きながらのスマートフォン操作は二重課題歩行であり、この二重課題を処理することは、動的バランス能力の低下や情報処理能力の低下につながるという報告（Hyong, 2015）がある。ほかにも、歩行中の携帯電話使用に関するいくつかの研究が行われている。例えば、Hymanら（2010）は携帯電話で会話をしながら歩くこ

とで、歩行速度の低下や進行方向を変更する回数が増加することを報告し、増田ら(2015)はフィーチャーフォンに比べて、スマートフォンは歩行ルートからの逸脱回数が有意に多かったと報告している。これまでの先行研究は、歩きスマホによって転倒リスクが高まることや歩行ルートの逸脱などの現象を捉えたにすぎず、歩きスマホが歩容に及ぼす影響を科学的に検討したものはない。

## 第7節　虚弱高齢者の歩行分析に関する従来の研究と問題点

　高齢者の要介護状態や寝たきりを引き起こす主な原因の一つは骨折であり、その骨折の多くが転倒によって生じる（鈴木，2003）。転倒を引き起こす状況は様々であるが、転倒時の動作状況を調査した研究（眞野，1999）によると、その多くが歩行中に発生している。歩行動作には、その機能の低下が転倒要因とされる下肢筋力やバランス能力が複合的に関与する。その下肢筋力やバランス能力は老化の影響を強く受けるため、高齢者の歩容は変化し歩行能力も低下する（出村ら，2011）。高齢者では、若年者と比べて歩行速度が低下するほか、歩幅の減少、歩隔の増大、両脚支持時間の延長などが認められる（出村ら，2011）。

### 1　転倒を経験した高齢者の歩行分析が不十分

　Quachら（2011）は、歩行速度の低下が転倒を予測できると報告したが、Hausdorffら（2001）は1年間の前向き研究の結果、転倒経験群と未経験群の歩行速度には有意差が認められなかったと報告し、必ずしも一定の見解が得られていない。最近では、転倒リスクの評価として歩行中の不安定性を評価する歩行変動が注目されている。歩行変動とは、1歩行周期から次の1歩行周期に要する時間やその際に生じる変化の変動であり、標準偏差を平均値で除した変動係数で表される（Gabellら，1985）。転倒経験者では、この1歩行周期時間の変動が非転倒群と比較すると大きいことが明らかとなっている（Hausdorff，2001；三好ら，2011）。ただし、先行研究における歩行変動の測定は、6分間の歩行運動による測定（Hausdorff，2001）や100m以上の歩行距離（三好ら，2011）を必要とし、高齢者によっては負担となる場合も多い。

　また、高齢者の転倒と歩行能力との関連を調査した先行研究の多くは、地域在住高齢者を対象（金ら，2001；村田ら，2005；村田ら，2006；村田ら，2006；Duncanら，1992；鈴木ら，1999；Quachら，2011；Hausdorff，2001；三好ら，2011；金ら，2013；西村ら，2011；Elaineら，2015）としているため、外的要因の影響を受けやすい。転倒経験高齢者の歩容の特徴を明らかにするためには、できる限り生活環境の影響を排除する必要があろう。

## 2　抑うつ状態にある高齢者の歩行分析が不十分

　うつは、社会変化などのストレスの増加によって誰でもなり得る可能性があり、老年期の精神障害で最も頻度が高い（佐竹，2014）。高齢者が抑うつ状態に陥ると、日常生活での活動が消極的となり、地域活動への参加が少なく（杉浦ら，2015）、身体活動量が減少する（谷口ら，2012；Lampinenら，2006）ことが明らかにされている。これにより、身体機能や認知機能が低下し、要支援・要介護状態へと陥りやすい（山縣ら，2013）。また、身体疾患のある高齢者が抑うつ状態を伴うと、病状が重症化し治療コストや手間が増大する（楯林，2014）。

　山縣ら（2013）は、地域在住高齢者を対象に187名の抑うつ群と699名の非抑うつ群を比較した結果、抑うつ群の下肢筋力や持久力、歩行速度が有意に劣っていたと報告している。また、本田ら（2005）の後期高齢者281名を対象にした調査では、握力には有意差が認められなかったが、歩行速度は抑うつ群が有意に低下していた。同様に、Demakakosら（2013）やLeeら（2013）も、抑うつ状態と歩行速度低下との有意な関連を報告している。ただし、抑うつ状態にある高齢者について、歩行速度の検討は行われているが、歩幅、歩隔、立脚時間、遊脚時間などの詳細な歩行パラメーターの特徴を明らかにした研究は見当たらない。

## 第8節　歩行分析を用いた効果判定に関する従来の研究と問題点

### 1　脳卒中片麻痺患者が着用する短下肢装具の歩行分析による効果判定が不十分

　脳卒中片麻痺患者には、歩行能力の獲得や向上を目的に下肢装具が処方されることが多い（前田ら，2006）。下肢装具は、麻痺側下肢の随意性の改善など、機能回復に寄与する治療用装具として位置づけられており（才藤ら，2012）、脳卒中治療ガイドライン2009（2009）では、内反尖足のある脳卒中片麻痺者への短下肢装具（Ankle Foot Orthosis; AFO）の使用が推奨されている。

　多くの先行研究により、脳卒中片麻痺者に対するAFO装着の効果として、歩行速度が有意に改善することがすでに明らかにされている（前田ら，2006；Diamondら，1990）。さらに、AFOを装着することにより、立位バランスが改善することや（黒後ら，1997）、歩行時のエネルギー効率が改善すること（今田ら，1991）が報告されている。ただし、これまでの先行研究（Holdenら，1984；Tysonら，2001）では、距離因子を算出する場合、インクによる足跡の計測が行われており、客観的データに基づいて行われたとは言い難い。また、時間因子の測定においては、歩行速度以外の立脚時間や遊脚時間などのパラメーターを正確に測定することは容易ではない。大橋ら（2008）は、脳卒中片麻痺患者を対象に歩行中の下肢の動きをビデオカメラで撮影し、左右の時間因子を検討しているが、AFOの有無による検討は行われていない。

### 2　健康用具（踵なしスリッパ）の効果判定が不十分

　近年、下肢筋群の機能維持・向上を目指すために、ストレッチ器具や下肢筋力増強器具などの健康器具を日常生活で使用することが多くなった。下肢の筋力維持および強化を行うための履物の一つに、踵のない靴（踵なし靴）が挙げられ、若年者から中高年者の間で多く利用されている。

　踵なし靴は、下肢筋力や体幹筋力の増大に効果があり、約2ヶ月間着用すると、腹筋、背筋、殿筋、大腿四頭筋などの筋幅の増大に効果があることが報告されている（松浦，2003）。また、踵なし靴を着用した歩行では、足関節周囲筋よりも大腿周囲筋の筋活動の増加が認められ、長期着用によって筋量の増加が期待できる（塚本

ら，2002）。さらに、体幹・下肢筋量の増大だけでなく、腹部皮下脂肪や内臓脂肪が減少することも報告されている（松浦，2001）。

　踵なし靴は屋外での着用には向いているが、室内では踵のないスリッパ（踵なしスリッパ）が着用されている。踵なしスリッパの使用前後を比較した研究では、11週間の使用で腹部および内臓全周の横断面積が減少し、肥満の改善・脊柱起立筋群等の筋力増強に有用であることが示されている（松浦，1998）。このように先行研究では、踵なしスリッパの使用前と使用後の筋量の相違を報告しているが、歩行中の下肢筋活動や歩行パラメーターを同時に比較検討した報告は見当たらない。

## 3　バランス歩行テストの運動学的分析が行われていない

　これまでの歩行に関する先行研究では、「できるだけ速く歩いてください」の指示による最速歩行、あるいは「普段通りに歩いてください」の指示による最適歩行での分析が行われてきたが、「できる限りゆっくり歩いてください」の指示による超低速歩行に注目されたことはなかった。八谷ら（2013）は、ゆっくり歩行できるパーキンソン病患者は足趾把持力が強くバランス能力が高いことを報告し、岩瀬ら（2013）は努力して低速で歩ける高齢患者ほど、下肢筋力が強いことを報告している。なお、ゆっくりした動きで構成される太極拳は、安全かつ効果的に高齢者の立位バランスを高め、転倒予防に効果を示すことがすでに検証（Gillespie ら，2009）されている。同様に、超低速歩行による評価が下肢の筋力や立位バランスを高めるトレーニングとしても応用できる可能性がある。また、高齢者は歩行が不安定になると歩隔を広げて安定性を保とうとする（宮辻ら，2007）。これらの特性を踏まえて、歩隔を制限しながら超低速で歩行する「バランス歩行テスト（Balance and walking test）」を村田ら（2017）が考案した。

　このバランス歩行テストは、幅20cm・長さ5mの歩行路をはみ出すことなくゆっくり歩行できる時間を計測するものである。村田ら（2017）は、地域在住高齢者256名を対象に、バランス歩行テストの再現性と妥当性を検討している。その結果、バランス歩行テストの再現性は高く、20cm幅の歩行路をはみ出すことなくゆっくり歩ける人は、歩行能力が高いことのみならず、下肢筋力やバランス能力に優れ、認知機能も高いことが報告されている。このことから、このバランス歩行テストは、トレーニングとして活用することで高齢者の介護予防対策として期待されるが、バランス歩行の運動学的メカニズムについては明らかにされていない。

## 第9節　歩行の基礎知識

### 1 歩行周期

歩行分析を行うにあたって、一般的に使用される用語をまず理解する必要がある（図 1-4）。

・歩行周期（100％）
一側肢の踵が接地してから、同側肢の踵が再び接地するまでの周期のことで、大きく立脚相と遊脚相に分けられる。1歩行周期を100％で表すことが多い。

・立脚相（60％）
足部が地面に接地している期間（通常の歩行速度で、歩行周期の最初の60％に相当する）。

・遊脚相（40％）
下肢を前進させるために足部が空中にある期間（通常の歩行速度で、歩行周期の後半40％に相当する）。

・両脚支持期（20％）
立脚相の始めの10％と終わりの10％、計20％の期間で、両足が同時に接地する期間。

・初期接地（踵接地）（0〜2％）
足部が地面に触れる瞬間で、通常は踵から接地する（両脚支持期）。

・荷重応答期（2〜10％）
足部への体重移動を行う時期で、反対側の下肢が振り出されるまで続く（両脚支持期）。

・立脚中期（10〜30％）
反対側下肢の足部が持ち上がり、下肢が地面に対して垂直となり体重が十分に加重される時期。単脚支持期が始まる。

・立脚終期（30〜50%）
踵の挙上により始まり、反対側下肢が接地するまでの期間。単脚支持期の終了。

・前遊脚期（50〜60%）
反対側下肢の初期接地から同側の足趾離地までの期間。立脚期の終わりで2番目の両脚支持期である。

・遊脚初期（60〜70%）
地面から足部を持ち上げた時に始まり、足部が反対側下肢に並んだ時に終わる。

・遊脚中期（70〜90%）
足部が反対側下肢に並んだ時に始まり、反対側下肢を越えるまでの期間。反対側下肢は立脚中期に相当する。

・遊脚終期（90〜100%）
足部が反対側下肢を越えて地面に接地するまでの期間。

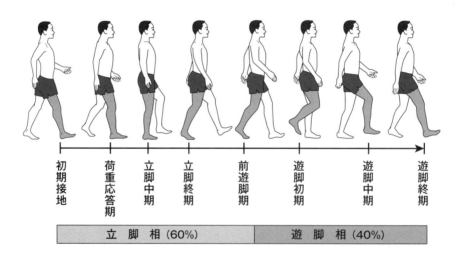

図1-4　歩行周期

## 2 歩行分析で使用する歩行パラメーター

- **歩行速度**：歩く速さで、歩行距離を時間で割った値。
- **歩行率（ケイデンス）**：1分間の歩数
- **重複歩距離（ストライド長）**：一方の足が着床してからもう一度着床するまでの進行方向の距離
- **歩　幅：（ステップ距離）**：一方の足が着床してからもう一方の足が着床するまでの進行方向の距離
- **歩　隔**：一方の足が着床してからもう一方の足が着床するまでの側方方向の距離
- **足　角**：進行方向に対してのつま先の開き角
- **歩行角**：一方の足が着床してからもう一方の足が着床するまでの直線と進行方向の角度
- **立脚時間**：一方の足が着床してから離床するまでの時間
- **両脚支持時間**：一方の足が着床している前後で、もう一方の足も着床している時間
- **遊脚時間**：一方の足が離床してから着床するまでの時間

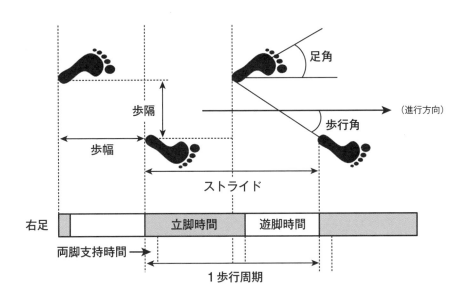

図1-5　歩行パラメーター

## 第10節　研究の目的と意義

### 1　従来の研究における問題点と本研究の目的

　本章第1節から第8節において、歩行分析を行うことの重要性ならびに従来の研究における様々な問題点が指摘された。これらの問題点を整理すると、下記に列挙する通りである。さらに、これらの問題点をふまえて本研究の目的を具体的に以下に示す。

**問題点1**　歩行速度の計測は、ストップウォッチを用いて容易にできるため、最も普及している歩行分析の方法である。これまでの先行研究では、「できるだけ速く歩いてください」の指示による最速歩行、あるいは「普段通りに歩いてください」の指示による最適歩行での計測が一般的に行われてきた。しかし、異なる歩行速度における歩行パラメーターの詳細なデータ解析、および性差や左右差、下肢筋の筋電図学的分析などについて、明らかにされていないことが多い。また、高齢者とくに要介護高齢者の歩行能力は、ADL能力や転倒リスクを把握するために重要であるにもかかわらず、最適歩行と最速歩行のどちらで評価すべきかについて十分な検討がなされていない。

**目　的1**　そこで本研究では、まず健常成人を対象に、最速歩行と最適歩行の違いによる歩行パラメーターの信頼性や、性差および利き足と非利き足の特徴について検討するとともに、歩行速度の違いによる下肢筋活動の特徴を明らかにする。さらに、要介護高齢者を対象に最適歩行と最速歩行の再現性と妥当性を検証し、要介護高齢者の歩行テストは最適歩行と最速歩行のどちらで評価すべきかを明らかにすることを第1の目的とする。

**問題点2**　歩行速度と身体機能や日常生活活動能力との関連については多くの報告があるが、歩隔や足角、歩行周期に関するパラメーターとの検討は不十分と指摘されている。さらに、歩行速度の加齢変化に関する研究は繰り返し報告されているが、歩行速度以外のパラメーターである歩隔やストライド長、立脚時間などに関する検討は十分になされていない。歩行速度は歩行能力を示す一要因でしかなく、その他を詳細に検討しなけれ

ば、高齢者の歩行能力低下の要因を明らかにすることはできない。

**目的2** そこで本研究では、健常成人を対象に最速歩行と最適歩行の2条件における歩行パラメーターと下肢筋力やバランス能力との関連を検討すること、さらに地域在住高齢者を対象に詳細な歩行パラメーターを計測し、筋力・柔軟性・バランス能力などの身体機能との関連を明らかにすることを第2の目的とする。

**問題点3** 歩行中の上肢は、左右交互に屈曲と伸展を繰り返しながら、歩行の効率を高めるために作用している。しかし、日常生活における歩行中の上肢は手を振るだけでなく、腕を前で組んだり手を後ろに組むなど、上肢を固定している場合も多い。さらには、荷物を運搬する目的で上肢を使用する場合も少なくない。ただし、歩行に及ぼす上肢の影響について、歩行解析装置を用いて詳細に検討した報告はない。

**目的3** そこで本研究では、歩行中の上肢の位置や物の運搬方法の違いが歩行パラメーターに与える影響について、歩行分析装置を用いて検証することを第3の目的とする。

**問題点4** 歩行分析の大半は前向き歩行の評価であり、後ろ向き歩行の評価は確立されていない。日常生活において後ろ向き歩行を行う機会は少ない反面、理学療法の治療手段として後ろ向き歩行が取り入れられている。後ろ向き歩行に関する先行研究は幾つかあるが、詳細な歩行パラメーターの分析や下肢筋活動の解析を行っている研究は見当たらない。

**目的4** そこで本研究では、歩行分析装置を用いて後ろ向き歩行を客観的データに基づき分析し、後ろ向き歩行の特徴について検討すること、および下肢筋活動も同時に計測し、前向き歩行と後ろ向き歩行を運動学的視点から複合的に検討することを第4の目的とする。

**問題点5** Lundin-Olssonら（1997）が、歩行中に話しかけられると立ち止まってしまう高齢者は転倒しやすいことを報告して以来、転倒リスク評価として二重課題（dual-task）条件下での歩行能力評価が注目されてきた。ただし、二重課題条件下での詳細な歩行パラメーターの特徴を明らかにした

研究は見当たらない。また、二重課題歩行の重要性は高齢者に限ったことではなく、最近では歩きながらスマートフォンを操作する（歩きスマホ：二重課題歩行）ことによる事故やトラブルが注目されている。ただし、歩きスマホが歩容に及ぼす影響を科学的に検討したものはない。

**目 的5** そこで本研究は、高齢者における二重課題条件下（暗算課題）での歩行の特徴、ならびに若年者における歩きスマホ中の歩行の特徴について、それぞれ通常歩行との比較から検討することを第5の目的とする。

**問題点6** 高齢者の虚弱状態を引き起こす主な要因の一つとして、歩行中の転倒による骨折がある。また、高齢期に多い精神疾患として「うつ」が挙げられ、高齢者が抑うつ状態に陥ると、日常生活での活動が消極的となり、虚弱状態を引き起こしてしまうことが報告されている。これまでに、転倒を経験した高齢者や抑うつ状態にある高齢者の歩行速度の検討は行われているが、歩行解析装置によって歩容の特徴を明らかにした研究は見当たらない。

**目 的6** そこで本研究は、有料老人ホームに入居中の高齢者を対象に、歩行速度や歩行率、歩幅や歩隔などの距離因子、立脚時間、両脚支持時間、遊脚時間などの時間因子に加え、足角や歩行角などの空間パラメーターも歩行分析装置を用いて測定し、転倒を経験した高齢者や抑うつ傾向にある高齢者の歩容の特徴を明らかにすることを第6の目的とする。

**問題点7** 歩行分析は、理学療法を行う上での患者の問題点を探すための課程であり、理学療法の効果判定を行うための手段でもある。例えば、脳卒中片麻痺患者の下肢装具は、麻痺側下肢の随意性の改善など、機能回復に寄与する治療用装具として位置づけられており、その効果判定に歩行分析が行われることも多い。ただし、麻痺側のみならず非麻痺側までを分析対象にして詳細に分析した研究は見当たらない。また、国民の健康志向の高まりにより、健康器具を日常生活で使用する人が増えている。室内で使用されることの多い「踵のないスリッパ（踵なしスリッパ）」について、健康増進効果がいくつかの研究で報告されているが、歩行中の歩行分析や下肢筋活動を同時に検討した報告はない。

[目 的7] そこで本研究では、歩行分析装置を用いて測定した歩行パラメーターの変化から、短下肢装具および踵なしスリッパの効果を検証する。また、筆者らが開発した歩隔を制限しながら超低速で歩行する「バランス歩行テスト」の運動学的メカニズムについて、歩行分析装置や筋電図装置を用いて明らかにすることを第7の目的とする。

## 2　本研究の構成

ここまでの序論では、本研究の背景となる歩行分析に関する従来の研究を展望するとともに、それらの問題点を明らかにした。また、本研究の目的と意義について論じた。本研究は以下に示す構成で展開される。

第2章では[目的1]を達成するために、まず健常成人を対象に、最速歩行と最適歩行の違いによる歩行パラメーターの信頼性や性差、利き足と非利き足の特徴、および歩行速度の違いによる下肢筋活動の特徴を明らかにする。さらに、要介護高齢者を対象に最適歩行と最速歩行の再現性と妥当性を検証し、要介護高齢者の歩行テストとしてより適切な計測方法について検討する。

第3章では[目的2]を達成するために、歩行中の上肢の位置や物を運搬する際の上肢の使い方の違いが歩行パラメーターに与える影響について、健常成人を対象に歩行分析装置を用いて明らかにする。

第4章では[目的3]を達成するために、後ろ向き歩行の特徴について歩行分析装置を用いて検証するとともに、下肢筋活動も同時に計測し、前向き歩行と後ろ向き歩行を運動学的視点から複合的に検討する。

第5章では[目的4]を達成するために、高齢者における二重課題条件下（暗算課題）での歩行の特徴、ならびに若年者における歩きスマホ中の歩行の特徴について、それぞれ通常歩行との比較から検証する。

第6章では[目的5]を達成するために、健常成人を対象に最速歩行と最適歩行の2条件における歩行パラメーターと下肢筋力やバランス能力との関連を検討すること、さらに地域在住高齢者を対象に詳細な歩行パラメーターを計測し、筋力・柔軟性・バランス能力などの身体機能との関連を明らかにする。

第7章では 目的6 を達成するために、有料老人ホームに入居中の高齢者を対象に、歩行分析装置を用いて歩行パラメーターを測定し、転倒経験高齢者および抑うつ傾向にある高齢者の歩容の特徴を明らかにする。

　第8章では 目的7 を達成するために、歩行分析装置を用いて測定した歩行パラメーターの変化から、短下肢装具および踵なしスリッパの効果を検証する。また、バランス歩行テストの運動学的メカニズムを歩行分析装置や筋電図装置を用いて解明する。

　第9章では、第2章から第8章までの結果を受けて、歩行分析に関する現状と課題、今後の展望について総合的考察を述べる。

# 第2章 最適歩行と最速歩行の歩行分析

第1節　最適歩行と最速歩行の相違 …………………………………………………… 40
第2節　最適歩行と最速歩行中の歩行パラメーターと下肢筋活動の比較 ……… 48
第3節　要介護高齢者の歩行テストは最適歩行と
　　　　最速歩行のどちらで評価すべきか………………………………………… 55

## 第1節　最適歩行と最速歩行の相違

　歩行は、日常生活動作における最も基本的な動作の一つであり、その分析が歩行能力の回復過程の定量的追跡、訓練、手術、義肢や装具等の効果判定、歩行能力の障害度評価のためなどに行われている（日本産業技術振興協会, 1981）。このように、障害ならびに治療効果の判定の目的で歩行分析を行うのであれば、その測定方法および測定データの信頼性などについて吟味されなければならない。

　歩行の測定法に関する主な報告は、歩行速度計測値の信頼性を得るための測定回数の検討（阿部ら, 1999）や、歩行自立度別における歩行速度計測の信頼性を検討した報告（多田ら, 1994）、および歩行速度の違いによる信頼性の検討などが行われている。しかし、日常的な速度での歩行より速い速度での歩行の方が再現性に優れているとした報告（Fransen, 1997）もあれば、最適歩行より最速歩行の方が再現性に乏しかったとの報告（Sekiya, 1998）もあり、統一した見解がなされていない。

　また、歩行能力の性差については、歩行速度や歩行率に関する報告は散見されるが、歩幅、歩隔、足角など、詳細なデータの性差については明らかにされていない。さらに、歩行中の利き足と非利き足について検討した報告は、筆者らが渉猟し得た範囲では見出すことができなかった。

　そこで本研究では、歩行分析装置GAITRiteを用いて、最速歩行と最適歩行を分析し、測定方法の違いによる測定値の信頼性や、性差および利き足と非利き足の特徴について検討した。

## 1　対象と方法

### 1　対　象

　被験対象者は、M医療系専門学校に在籍する健常な学生、男性18名、女性24名の計42名である。被験者の平均年齢は 22.1 ± 2.5 歳、平均身長は 163.3 ± 7.8 cm であった。なお、これら被験者には、研究の目的と方法および被験者にならなくても不利益にならないことを十分に説明し、参加は自由意思とした。

### 2　測定機器

　測定機器は、CIRシステムズ社製簡易歩行分析装置GAITRiteを使用した。

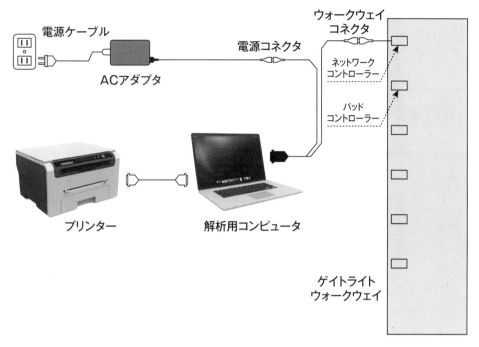

図2-1　GAITRite 模式図

GAITRiteは、マット型歩行解析装置で、ヒトの歩行解析に必須な空間パラメーター（歩幅、歩隔、足角、歩行率など）および時間パラメーター（ステップ時間、歩行速度など）を、マット上を歩行することによって収集するシステムである。歩行マットのサイズは長さ4,572 mm、幅902 mm、厚さ6.4 mm（有効エリア3,658 mm × 610 mm）であり、マットには先差間隔1.27 cm、48（Y）× 288（X）個の圧力センサーが埋め込まれてある。なお、マットは歩行情報を解析するノートパソコンと接続している（図2-1）。

### 3 測定方法

被験者には、マット上を最適歩行と最速歩行の2つの条件で歩いてもらった。最適歩行は「普通に歩いてください」、最速歩行は「できるだけ速く歩いてください」との口頭指示にて施行した。なお、歩行開始時と終了時の加速と減速を考慮し、マットの3m手前から3m奥までを歩行区間とした。施行は運動残効（安藤ら, 1995）を考慮し、最適（1日目）→最速（2日目）→最適（3日目）→最速（4日目）の順序で被験者の半数を行い、残りの半数はその逆の順序で同期間に実施した（図2-2）。

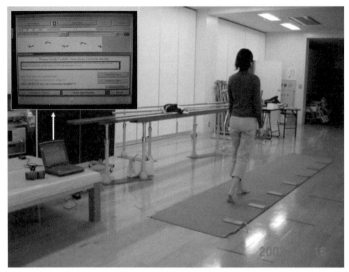

図2-2　GAITRiteと測定風景

　分析対象とした歩行パラメーターは、歩幅（踵接地位置から反対脚の踵接地位置までの距離）、歩隔（左右の踵部の開き幅で、1歩行周期の同側の踵接地位置間を結んだ直線と反対脚の踵中心点との距離）、足角（進行方向と足軸のなす角度で、つま先開き角を計測）、ステップ時間（一側脚の踵接地から反対脚の踵接地までの所要時間）、歩行速度（1秒間に進む距離で表示、単位はcm/sec）、歩行率（1分間の歩数）である（中村, 2001；中村, 2002）。

　得られた測定値を利き足と非利き足に分けて分析したが、利き足はボールを蹴る方の足として（山崎編, 1999）、被験者の85.7%が右足であった。

### 4　統計学的解析法

　最適歩行と最速歩行、利き足と非利き足の比較については、対応のある t－検定、性差については対応のない t－検定で検討した。なお、歩幅の性差を検討するにあたり、脚長差の影響を考慮して、測定値を脚長で除し脚長比歩幅（%）を求めて比較した。また、最速歩行と最適歩行から得られた測定値の再現性を比較するため、級内相関係数（Intraclass correlation coefficient：ICC）を求めて検証した。

## 2 結 果

### 1 最適歩行と最速歩行の比較

被験者42名における最適歩行および最速歩行時の各測定値を**表2-1**に示した。最適歩行と最速歩行時の各測定値の比較において、有意差が認められたのは、歩幅、ステップ時間、歩行速度、歩行率であり、最速歩行時には、利き足、非利き足ともに歩幅は広く、ステップ時間は短縮していた。また、歩行速度、歩行率においては、有意に増加していた。そのほか、歩隔と足角は利き足・非利き足ともに有意差は認められなかった。なお、利き足と非利き足における測定値の比較については、最適歩行および最速歩行のいずれにおいても有意差は認められなかった（**表2-1**）。

表2-1 最速歩行と最適歩行における各測定値の比較（n=42）

| | | 最速歩行 | 最適歩行 |
|---|---|---|---|
| 歩幅（cm） | 利き足 | 83.6 ± 8.6 ns | 69.7 ± 7.7** ns |
| | 非利き足 | 83.2 ± 9.1 | 69.3 ± 7.7** |
| 歩隔（cm） | 利き足 | 8.5 ± 3.5 ns | 8.5 ± 3.7 ns |
| | 非利き足 | 8.7 ± 3.6 | 8.5 ± 3.7 ns |
| 足角（度） | 利き足 | 2.4 ± 5.6 ns | 2.3 ± 6.2 ns |
| | 非利き足 | 4.4 ± 5.8 | 4.5 ± 5.5 ns |
| ステップ時間（sec） | 利き足 | 0.36 ± 0.05 ns | 0.50 ± 0.03** ns |
| | 非利き足 | 0.35 ± 0.06 | 0.50 ± 0.03** |
| 歩行速度（cm/sec） | | 239.7 ± 34.3 | 140.5 ± 18.8** |
| 歩行率（step/min） | | 173.4 ± 26.2 | 121.1 ± 7.4** |

Two group t-test : paired. ** : p<0.01 ns : not significant

### 2 性 差

男性18名と女性24名の最速歩行時における測定値を比較すると、下肢長比歩幅、歩隔、足角、歩行速度の4項目に有意差が認められ、男性の方が、利き足および非利き足ともに下肢長比歩幅と歩隔が広く、足角が大きかった。また、歩行速度は速かった。そのほかのステップ時間と歩行率には、有意差は認められなかった（**表2-2**）。

最適歩行時における測定値の性差については、利き足のステップ時間と歩行率のみに有意差が認められ、女性の方がステップ時間が有意に短く、歩行率が高かった。そのほかの項目には有意差が認められなかった（**表2-3**）。

　なお、利き足と非利き足における2群間の比較については、男性と女性のすべての測定値に有意差は認められなかった（**表2-2・2-3**）。

表2-2　最速歩行時における男女の比較

|  |  | 男性（n=18） | 女性（n=24） |
|---|---|---|---|
| 下肢長比歩幅（％） | 利き足 | 107.7±5.2 | 101.4±8.9** |
|  | 非利き足 | 108.6±5.9 ns | 99.4±9.2** ns |
| 歩隔（cm） | 利き足 | 9.8±3.6 | 7.8±2.4* |
|  | 非利き足 | 10.7±3.7 ns | 7.5±1.8** ns |
| 足角（度） | 利き足 | 5.8±6.0 | 0.3±5.4** |
|  | 非利き足 | 5.9±5.8 ns | 1.9±4.8* ns |
| ステップ時間（sec） | 利き足 | 0.36±0.04 | 0.35±0.05 ns |
|  | 非利き足 | 0.36±0.04 ns | 0.35±0.06 ns |
| 歩行速度（cm/sec） |  | 256.4±27.9 | 231.4±30.5** |
| 歩行率（step/min） |  | 170.0±19.9 | 177.5±29.1 |

男女の比較はTwo group t-test：Unpaired．利き足、非利き足の比較はTwo group t-test：paired．　　＊：p＜0.05　＊＊：p＜0.01　ns：not significant

表2-3　最適歩行時における男女の比較

|  |  | 男性（n=18） | 女性（n=24） |
|---|---|---|---|
| 下肢長比歩幅（％） | 利き足 | 83.9±8.9 | 85.0±10.1 ns |
|  | 非利き足 | 83.8±8.8 ns | 83.4±9.9 ns |
| 歩隔（cm） | 利き足 | 9.4±3.4 | 8.7±2.9 ns |
|  | 非利き足 | 8.9±6.0 ns | 7.7±2.4 ns |
| 足角（度） | 利き足 | 5.3±6.9 | 1.6±5.3 ns |
|  | 非利き足 | 6.4±6.5 ns | 3.5±3.8 ns |
| ステップ時間（sec） | 利き足 | 0.52±0.03 | 0.50±0.03* |
|  | 非利き足 | 0.51±0.03 ns | 0.50±0.03 ns |
| 歩行速度（cm/sec） |  | 136.6±18.2 | 134.3±18.6 ns |
| 歩行率（step/min） |  | 116.6±6.4 | 121.8±7.5* |

男女の比較はTwo group t-test：Unpaired．利き足、非利き足の比較はTwo group t-test：paired．　　＊：p＜0.05　＊＊：p＜0.01　ns：not significant

### 3 最適歩行と最速歩行における測定値の再現性

　最速歩行と最適歩行における測定値の再現性は、歩幅、ステップ時間、歩行速度、歩行率の4項目については、最速歩行と最適歩行のいずれであっても、ICC=0.9以上の高い再現性が認められた（**表2-4・2-5**）。歩隔と足角の測定値については、最適歩行時の再現性がICC= 0.71から0.79であり、最速歩行時の再現性がICC= 0.59から0.75であった。とくに、最速歩行における非利き足の歩隔の再現性がICC= 0.64、足角がICC= 0.59とほかの測定値より低かった（**表2-4・2-5**）。

表2-4　最速歩行時における測定値の再現性（n= 42）

| | | 1回目 | 2回目 | ICC |
|---|---|---|---|---|
| 歩幅（cm） | 利き足 | 84.1±8.3 | 83.1±8.9 | 0.97 |
| | 非利き足 | 83.6±9.4 | 82.9±8.7 | 0.97 |
| 歩隔（cm） | 利き足 | 8.7±3.1 | 8.4±3.9 | 0.75 |
| | 非利き足 | 8.9±3.2 | 8.5±3.9 | 0.64 |
| 足角（度） | 利き足 | 2.4±6.4 | 2.5±4.8 | 0.72 |
| | 非利き足 | 3.6±5.6 | 5.1±6.0 | 0.59 |
| ステップ時間（sec） | 利き足 | 0.35±0.05 | 0.36±0.05 | 0.91 |
| | 非利き足 | 0.35±0.05 | 0.36±0.05 | 0.93 |
| 歩行速度（cm/sec） | | 242.1±31.6 | 237.3±37.0 | 0.91 |
| 歩行率（step/min） | | 174.3±25.5 | 172.5±26.9 | 0.94 |

表2-5　最適歩行時における測定値の再現性（n= 42）

| | | 1回目 | 2回目 | ICC |
|---|---|---|---|---|
| 歩幅（cm） | 利き足 | 68.1±7.5 | 71.4±7.8 | 0.95 |
| | 非利き足 | 67.4±7.5 | 71.2±7.9 | 0.94 |
| 歩隔（cm） | 利き足 | 9.0±3.1 | 8.1±4.3 | 0.79 |
| | 非利き足 | 8.2±4.3 | 8.8±3.1 | 0.78 |
| 足角（度） | 利き足 | 3.1±6.3 | 1.6±6.2 | 0.78 |
| | 非利き足 | 4.8±5.3 | 4.3±5.7 | 0.71 |
| ステップ時間（sec） | 利き足 | 0.51±0.03 | 0.49±0.03 | 0.96 |
| | 非利き足 | 0.50±0.03 | 0.49±0.03 | 0.97 |
| 歩行速度（cm/sec） | | 135.3±18.2 | 145.7±19.4 | 0.90 |
| 歩行率（step/min） | | 119.6±7.4 | 122.6±7.4 | 0.97 |

## 3 考 察

　歩行分析は、理学療法評価において障害の程度や治療効果を判定するために行われる重要な評価の一つである。なかでも、歩行速度の計測は、ストップウォッチと一定距離の歩行路があれば臨床現場で簡単に測定できるため頻繁に行われている。しかし、重要なことは対象者の持てるパフォーマンスを正確に評価し、再現性のある測定を行うことであるが、先行研究において、歩行速度の違いによる信頼性の検討が十分に行われていない。

　本研究では、その解析機器としての妥当性や信頼性の高さが報告されている（Bilneyら, 2003；McDonoughら, 2001；Cutlipら, 2000）、歩行分析装置GAITRiteを用いて、健常成人42名の最速歩行と最適歩行を分析し、歩行速度の違いによる測定値の比較、利き足と非利き足の比較、性差、測定値の再現性について検討した。

　本被験者における測定値は、最大歩行速度が男性で256.4 cm/sec、女性で231.4 cm/secであり、最適歩行速度は男性が136.6 cm/sec、女性が134.3 cm/secであった。これらの測定値は、Sekiyaら（1996）の報告と類似した結果（最速：男性228.5 cm/sec、女性223.3 cm/sec、最適：男性139.2 cm/sec、女性135.8 cm/sec）であり、また、歩行率においても類似していた。

　測定値の性差は、最速歩行時について歩行速度、歩行率、下肢長比歩幅、歩隔、足角に有意差が認められ、男性の方が女性より歩幅、歩隔、足角が利き足および非利き足ともに大きく、歩行速度は速く、歩行率は低かった。一方、最適歩行時に有意な性差が認められたのは、利き足のステップ時間と歩行率のみであった。これまでの先行研究（Overstallら, 1977；Andrewsら, 1996）によると、個体間の筋力や歩行速度などの身体能力に性差が指摘されているが、今回の結果からは最速歩行時には多くの指標に性差が認められ、最適歩行時には性差が認められたのは僅かな項目であった。中村ら（2001）は、最大速度歩行では意図的に歩行パターンを制御できないため、被験者の歩行能力の最大値が発揮されると述べている。今回の結果からも、評価対象者の持てるパフォーマンスを最大限に評価するためには、最適歩行よりも最速歩行の方が優れている可能性が認められた。

　利き足と非利き足の比較では、今回測定したすべての測定値に有意差は認められなかった。利き足と非利き足は、上肢の利き手と非利き手ほど明確にされていないが、今回の結果は、利き足と非利き足が歩行動作に関して、同様に機能していることを示唆するものであった。

　最速歩行と最適歩行の測定値の再現性については、本被験者の歩隔と足角の測定

値を除くすべての項目（歩行速度、歩行率、歩幅、ステップ時間）で、ICC が 0.9 以上であった。これは、ICC による再現性の解釈（0.6 未満は要再考、0.6 以上が可能、0.7 以上が普通、0.8 以上が良好、0.9 以上が優秀）に基づくと（桑原ら，1993；谷，1997）、優秀と解釈でき、高い再現性を示した。このことから、歩隔と足角のデータ以外であれば、歩行分析を実施する際の指示の出し方は、最速および最適のどちらであっても再現性の高い測定値が得られることが明らかとなった。

歩隔と足角については、そのほかの項目に比べ再現性が劣っていた。最適歩行時には、利き足および非利き足ともに、歩隔と足角の ICC は 0.7 以上であったが、最速歩行時における非利き足の歩隔と足角は、ICC がそれぞれ 0.64、0.59 であり、最も再現性が劣っていた（利き足の ICC は 0.7 以上を確保）。前原ら（1989）は、利き足とは動作をする足であり器用さが要求され、より多くの注意力を集めている足と述べている。今回の結果からも、最速歩行という指示により、被験者の最大限のパフォーマンスが引き出された時、非利き足の測定値の再現性は低下したが、利き足の再現性は保たれていたことから、利き足がその課題動作の基準となる役割を果している可能性が示された。

これらのことから、臨床現場での歩行分析は、最速歩行と最適歩行のどちらであっても再現性は高いが、その人の持つ歩行能力をパフォーマンスとしてより的確に引き出すためには、最適歩行よりも最速歩行の方が、優れていると考えられる。

なお、本研究の内容は、「村田　伸，忽那龍雄，北山智香子：最適歩行と最速歩行の相違 − GAITRite による解析．理学療法科学 19（3）：217- 222, 2004」に掲載された論文に加筆・修正を加えたものである。

## 第2節　最適歩行と最速歩行中の歩行パラメーターと下肢筋活動の比較

　歩行能力の低下は日常生活活動のみならず、生活の質までも低下させる（大杉ら, 2014）。現在、超高齢社会の到来とともに、何らかの歩行機能異常を呈した患者を治療する機会が増加し、理学療法における運動療法と、そのほかのアプローチがますます重要となってきた（飯盛, 1994）。高齢者における歩行能力の低下に及ぼす主な要因として、歩行速度の低下があげられる。多くの歩行パラメーターのなかでも、歩行速度の注目度は高く、歩行速度に関連する要因として、下肢筋力や体幹筋力、バランス能力が報告されている（大杉ら, 2014）。下肢筋力やバランス能力は転倒の内的要因とされ、これらの能力が低下すると転倒の危険性を高める。地域在住高齢者の転倒発生率は、わが国では1年間に20％前後とされており、その内5〜10％に骨折が発生すると報告されている（大高, 2010）。これらのことから、とくに下肢筋力を維持することは歩行能力を維持し、転倒予防につながると考えられるため、歩行中の下肢筋群の役割を検討することは重要である。

　歩行中の下肢筋活動には筋電図学的分析が行われている。例えば、正常歩行における歩行速度や足部への重錘負荷条件の違いにより、下肢筋に対する負荷量の変化を検討した報告（池添ら, 2001）や、下肢筋を中心に各筋が歩行周期のどの時期に活動しているのか（Duboら, 1976）、あるいは歩行速度によってどのように筋活動が変化するのか（Shiaviら, 1987；神戸ら, 1993）などが報告されている。また、歩行速度の違いによる歩行パラメーターに関する報告には、最適歩行と最速歩行時における測定値の信頼性に関する検討（村田ら, 2004）や、筋力・柔軟性・バランス能力と歩行パラメーターとの関連を明らかにした報告（大杉ら, 2014）がある。最速歩行に関して、高齢者の歩行速度が速い者ほどActivities of Daily Living（ADL）能力が高かったとの報告（甲斐ら, 2011）や、その人の持つ歩行能力をパフォーマンスとして引き出すためには、最適歩行よりも最速歩行の方が優れているとの報告（村田ら, 2004）がある。最速歩行の速度増大に必要な要素を検討するためには、最適歩行と最速歩行の歩行パラメーターや筋活動を比較することが重要である。

　これまで、異なる速度での歩行パラメーターと下肢の筋活動をそれぞれに測定し、検討した報告はあるが、これらを同時に測定し検討した報告は見当たらない。歩行は、筋力や持久力、バランス能力など、種々の身体機能と関連し、それぞれが複合的に機能することで行われる動作であるため、歩行中の下肢の筋活動を測定することが重要と考えられる。また、これらを同時に測定することにより、一歩行周期

の歩行パラメーターと下肢筋活動を総合的に検討することが可能となる。そこで本研究は、健常成人を対象に最適歩行と最速歩行の2条件における歩行パラメーターと下肢筋活動を比較・検討した。

## 1 対象と方法

### 1 対　象

対象は、K大学理学療法学科に所属する健常女性15名とした。対象者の年齢は平均20.0 ± 1.1歳、身長は平均157.9 ± 5.3 cm、体重は平均49.5 ± 4.4 kgであった。対象者には研究の趣旨と内容、得られたデータは研究の目的以外には使用しないこと、および個人情報の漏洩に注意することについて説明し、理解を得た上で協力を求めた。また、研究への参加は自由意思であることを口頭で説明し、同意を得た上で研究を開始した。

### 2 測定手順

測定は、最適歩行と最速歩行の2条件における一歩行周期の歩行パラメーターと下肢の筋活動量を測定した。最適歩行では「普段歩いている速さで歩いてください」、最速歩行では「最大限の努力で、できるだけ速く歩いてください」と口頭指示を行い、歩行順序はランダムに設定した。各歩行条件は、歩行開始時の加速と歩行終了時の減速を考慮して、測定区間4mの前後2mをインターバルとする計8mを歩行区間とし、それぞれ2回ずつ実施した。

### 3 歩行パラメーターの測定方法

歩行パラメーターの測定には、光学式歩行分析装置OPTOGAIT（MICROGATE社）を使用した。OPTOGAITは、高感度光学センサーを搭載した2本1対のセンサーユニットから構成され、歩幅・ストライド長などの距離因子や、立脚時間・遊脚時間などの時間因子、歩行速度などの速度因子を収集することが可能である。また、筋電計と同期させることによって、歩行時の立脚相および遊脚相を区別するためのフットスイッチとしても利用できる。本研究では、歩行速度（m/sec）、歩行率（step/min）、歩幅（cm）、ストライド長（cm）、立脚時間（sec）、遊脚時間（sec）、両脚支持時間（sec）を分析対象とした（図2-3）。

### 4 筋活動の測定方法

筋活動量の測定には、表面筋電計テレマイオ G2（Noraxson 社製，米国）を使用し、サンプリング周波数は 1,500Hz とした。測定筋は、表在筋のなかで歩行動作に関与すると考えられる、足関節・膝関節・股関節の単関節筋および二関節筋である右足の大腿直筋、大腿二頭筋長頭、前脛骨筋、腓腹筋内側頭の計 4 筋とし、Perotto（2003）の記述に準じて表面電極を貼付した。なお、表面筋電の貼付前にアルコール綿花を用いて、十分に皮膚処理を行った。また、不感電極は腸脛靱帯に貼付し、電極間距離は 2cm とした（**図 2-4**）。測定は、各筋の最大随意等尺性収縮（maximum voluntary contraction:MVC）を徒手筋力検査法の記述（Helen ら，2008）に従い測定し（**図 2-5**）、次いで歩行時の筋活動を測定した。

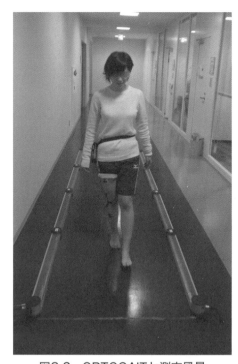

図2-3　OPTOGAITと測定風景

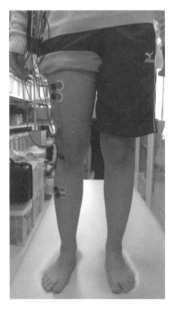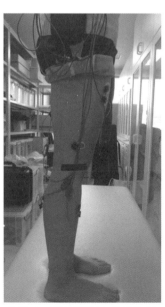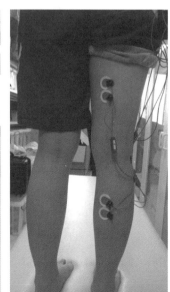

図2-4　表面電極の貼付位置

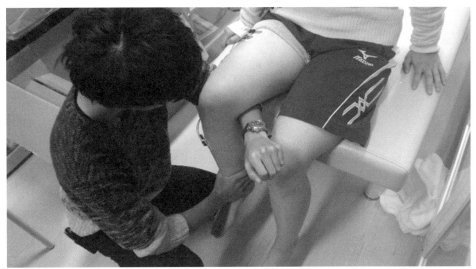
図2-5 大腿直筋の最大随意収縮の測定風景

　筋電信号の導出には、解析ソフト（Noraxson社製、MyoResearch XP）を用い、20-500Hzの帯域通過フィルターを適応して、あらかじめ筋電信号からノイズを除去した。導出された筋電信号は、全波整流処理を行った後、一歩行周期を100%とした時間正規化を行い、立脚および遊脚相における積分筋電（Integrated Electromyogram: IEMG）を求めた。得られた立脚および遊脚相の積分筋電は、各筋のMVC時の値を基準に正規化した。

5　統計学的解析法

　統計処理では、最適歩行と最速歩行における各歩行パラメーターおよび筋活動の比較に、対応のあるt検定を用いて検討した。なお、解析にはSAS社製StatView5.0を用い、有意水準を5%とした。また、最適歩行を基準とした最速歩行時の歩行パラメーターと下肢筋活動の割合を百分率で表した。

## 2　結　果

　最適歩行と最速歩行の歩行パラメーターの結果を表2-6に示す。2群間の歩行パラメーターを比較すると、最適歩行に比べ最速歩行では、歩行速度（最適1.3 ± 0.1m/sec、最速2.1 ± 0.3m/sec）、歩行率（最適58.7 ± 4.0step/min、最速82.1 ± 7.8step/min）、歩幅（最適64.5 ± 3.8cm、最速75.14 ± .4cm）、ストライド長（最適129.4 ± 7.5cm、最速150.5 ± 9.1cm）が有意に高値を示し、立脚時間（最適0.7 ± 0.1秒、最速

0.4 ± 0.0 秒)、遊脚時間 (最適 0.4 ± 0.0 秒、最速 0.3 ± 0.0 秒)、両脚支持時間 (最適 0.3 ± 0.0 秒、最速 0.1 ± 0.0 秒) は有意に低値を示した。これらの結果を百分率でみると、最適歩行を 100% として最速歩行の歩行パラメーターは、距離因子の歩幅とストライド長は約 116% で、時間因子の立脚時間は 57%、遊脚時間 75%、両脚支持時間 33% であった (表 2-6)。

表2-6　最適歩行と最速歩行における歩行パラメーターの比較

|  | 最適歩行 | 最速歩行 | 百分率 |
| --- | --- | --- | --- |
| 速度 (m/sec) | 1.3 ± 0.1 | 2.1 ± 0.3** | 161.5% |
| 歩行率 (step/min) | 58.7 ± 4.0 | 82.1 ± 7.8** | 139.9% |
| 立脚時間 (秒) | 0.7 ± 0.1 | 0.4 ± 0.0** | 57.1% |
| 遊脚時間 (秒) | 0.4 ± 0.0 | 0.3 ± 0.0** | 75.0% |
| 両脚支持時間 (秒) | 0.3 ± 0.0 | 0.1 ± 0.0** | 33.3% |
| 歩幅 (cm) | 64.5 ± 3.8 | 75.1 ± 4.4** | 116.4% |
| ストライド長 (cm) | 129.4 ± 7.5 | 150.5 ± 9.1** | 116.3% |

**: $p<0.01$
百分率：最適歩行を基準 (100%) とした最速歩行時の歩行パラメーターの割合

つぎに、歩行中の筋活動の結果を表 2-7 に示す。2 群間の筋活動を比較すると、最適歩行に比べ最速歩行では、立脚相の大腿直筋 (最適 13.9 ± 0.2%、最速 29.2 ± 0.2%)、大腿二頭筋 (最適 30.1 ± 0.3%、最速 63.7 ± 0.5%)、前脛骨筋 (最適 18.0 ± 0.1%、最速 36.5 ± 0.2 %)、腓腹筋 (最適 54.2 ± 0.2%、最速 100.4 ± 0.3%) が有意に高値を示した。遊脚相の筋活動では、大腿直筋 (最適 7.9 ± 0.1%、最速 27.7 ± 0.2%)、大腿二頭筋 (最適 21.0 ± 0.2%、最速 45.3 ± 0.3%)、前脛骨筋 (最適 19.4 ± 0.1%、最速 37.3 ± 0.1%)、腓腹筋 (最適 29.2 ± 0.4%、最速 52.2 ± 0.6%) が立脚相と同様、最速歩行時に有意に高値を示した。最適歩行時の筋活動量を基準 (100%) に最速歩行時の下肢筋活動をみると、立脚相、遊脚相ともにすべて 2 倍前後の筋活動量を示し、遊脚相の大腿直筋では 3.5 倍の筋活動量を示した (表 2-7)。

表2-7 最適歩行と最速歩行における下肢筋活動の比較

|  |  | 最適歩行 | 最速歩行 | 百分率 |
|---|---|---|---|---|
| 立脚相 | 大腿直筋（%） | 13.9 ± 0.2 | 29.2 ± 0.2** | 207.1% |
|  | 大腿二頭筋（%） | 30.1 ± 0.3 | 63.7 ± 0.5** | 213.3% |
|  | 前脛骨筋（%） | 18.0 ± 0.1 | 36.5 ± 0.2** | 202.0% |
|  | 腓腹筋（%） | 54.2 ± 0.2 | 100.4 ± 0.3** | 185.0% |
| 遊脚相 | 大腿直筋（%） | 7.9 ± 0.1 | 27.7 ± 0.2** | 350.0% |
|  | 大腿二頭筋（%） | 21.0 ± 0.2 | 45.3 ± 0.3** | 214.3% |
|  | 前脛骨筋（%） | 19.4 ± 0.1 | 37.3 ± 0.1** | 194.7% |
|  | 腓腹筋（%） | 29.2 ± 0.4 | 52.2 ± 0.6* | 179.3% |

*: $p<0.05$　**: $p<0.01$
百分率：最適歩行を基準（100%）とした最速歩行時の下肢筋活動の割合

## 3 考 察

　最適歩行と最速歩行の各歩行パラメーターを比較した結果、最適歩行に比べ最速歩行の歩行速度は有意に速く、歩行率は有意に高まった。また、立脚時間、遊脚時間、両脚支持時間は有意に短く、歩幅とストライド長は有意に長かった。下肢の筋活動については、立脚相および遊脚相ともに最適歩行に比べ最速歩行の筋活動が有意に増加した。

　本研究における歩行パラメーターは、最適歩行と比べ最速歩行では歩行速度、歩行率、歩幅は有意に増加した。これは、健常成人を対象に最適歩行と最速歩行の検討を行った村田ら（2004）の報告と一致した。最速歩行の歩幅および歩行率は最適歩行と比べて、歩行率が39%、歩幅は16%増加した。安藤ら（1995）は、歩行速度を速めるには歩幅あるいは歩行率を増加させねばならないと述べており、本研究では最速歩行時の歩幅や歩行率が最適歩行と比べてどちらも有意に増加したことから、本研究対象者が指示通りに最速歩行が実施できたものと推察した。さらに、高齢者の最速歩行では歩幅よりも歩行率を上げて速度を速める傾向がみられる（市橋, 2010）が、健常成人を対象に行った本研究でも、歩行率の増加が大きく、歩幅よりも歩行率の増加が歩行速度増大への貢献度が大きいと推察した。また、最適歩行に比べて最速歩行では、立脚時間は43%、遊脚時間は25%、両脚支持時間は67% 短縮し、時間因子のなかでも立脚時間と両脚支持時間の短縮が著しい。立脚相は、体幹と下肢の安定・前進の維持、脚の前への動き・下肢振り出しの調整として機能し、遊脚相は下肢の前方への動きに作用する（木村ら, 2015）。遊脚相よりも多くの下肢機能

を必要とする立脚相を短縮させることが、最速歩行時の速度増大により影響を与えたものと考えられた。

　歩行中の筋活動を比較すると、立脚相では、すべての筋が最速歩行で活動量が2倍前後増加した。単下肢支持期である立脚相では、体幹が安定した一側下肢上で前進し、この時反対側下肢は遊脚相にあるため、前進するための安定性が要求される（Perry, 2012）。歩行速度が増大するとさらなる安定性が要求されるため、すべての筋活動量がバランスよく増加することで、安定した素早い前方移動が可能となると推察される。遊脚相の筋活動においても、すべての筋活動量の増加が認められたが、なかでも大腿直筋の活動量は3.5倍の増加が認められた。大腿直筋は立脚時だけでなく遊脚初期においても股関節屈筋として下肢の振り出しの加速に働く。岩瀬ら（2013）は、最速歩行と大腿四頭筋筋力に有意な相関を認め、大腿四頭筋筋力は身体を前方へ進める推進力としての役割が大きいと述べている。本研究において、最速歩行時に大腿直筋の著明な筋活動の増加がみられたことは、先行研究と矛盾しない。

　歩行は移動の手段としてのみならず、体力維持を目的としたトレーニングとしてのウォーキングが重要視されている（丸山, 1999）。高齢者における虚弱の主な要因であるサルコペニアは、加齢の影響よりも日常生活での身体活動量の減少や骨格筋の不使用の影響を受けやすい（日本ヘルスプロモーション理学療法学会, 2014）。本研究の結果から、速度を速めたウォーキングは通常の速度で行うよりも、下肢筋力向上の可能性が示され、虚弱予防の効果が期待される。ただし、本研究は若年者を対象とした研究であり、高齢者で同様の結果が得られるのかは明らかとなっていない。今後は、高齢者を対象に検討することが課題である。

　なお、本研究の内容は、「小澤実奈, 村田 伸, 窓場勝之, 他：最適歩行と最速歩行中の歩行パラメーターと下肢筋活動の比較. ヘルスプロモーション理学療法研究5（4）：179-183, 2016」に掲載された論文に加筆・修正を加えたものである。

## 第3節　要介護高齢者の歩行テストは最適歩行と最速歩行のどちらで評価すべきか

　近年の最適歩行に関する報告には、変形性股関節症患者の患側・健側について、理学所見と歩行データの関係を比較検討（榎ら，2005）したものや、股義足歩行における訓練歩行と最適歩行を比較（井上ら，2003）したものがある。一方、最速歩行に関する報告には、要介護高齢者の最速歩行を計測し、男女を問わず歩行速度が速い者ほどActivities of Daily Living（ADL）能力が高かったとの報告（甲斐ら，2011）や、最大歩行速度とFunctional Reach Test（FRT）やTimed Up and Go test（TUG）などのバランス検査を行い、高齢者の歩行能力が静的・動的両者のバランス機能に影響されることが報告（猪飼ら，2006）されている。また、最適歩行と最速歩行を比較した研究では、最適歩行より最速歩行の方が再現性が高いとした報告（Fransenら，1997）や、最速歩行と最適歩行のどちらも、高い再現性が得られたとの報告（村田ら，2004）があり、一定した見解が得られていない。さらに、両者の妥当性について検討した報告は皆無である。

　そこで本研究では、要介護高齢者を対象に最適歩行と最速歩行の再現性について、級内相関係数（Intraclass correlation coefficient: ICC）を求めて検討し、基準関連妥当性については、立位バランスの評価として臨床的に広く利用されているFRT（寺垣ら，2008）、下肢機能評価法として再現性と妥当性がすでに確認されている虚弱高齢者用10秒椅子立ち上がりテスト10-second Chair-Stand Test for the Frail Elderly（Frail CS-10）（村田ら，2010）との関連から検討した。

## 1　対象と方法

### 1　対　象

　対象は、某通所リハビリテーション施設を利用する高齢者（要介護認定区分は要支援1、2および要介護1）、男性10名、女性23名の計33名である。対象者の平均年齢と体重は、それぞれ男性が70.4 ± 7.0歳（平均±標準偏差）、62.2 ± 10.6kg、女性が82.5 ± 9.5歳、49.7 ± 10.8kgであった。なお、これらの対象者には、研究の目的や方法を十分に説明し、書面に同意を得て行った。

### 2 歩行パラメーターの測定方法

歩行を分析する測定機器は、アニマ株式会社製シート式足圧接地足跡計測装置、ウォークWayMW-1000を使用した。ウォークWayMW-1000は、シート式歩行分析装置で、ヒトの歩行分析に必要な空間パラメーター（ストライド長、歩隔、総軌跡長、矩形面積など）および時間パラメーター（ステップ時間、歩行速度など）について、シート上を歩行することによって収集するシステムである。なお、総軌跡長とは測定区間内の

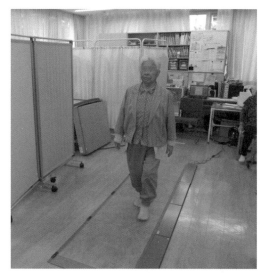

図2-3　ウォークWayMW-1000と測定風景
シート上を最適歩行と最速歩行の2つの条件で歩いてもらい、それぞれ2回実施した

足圧中心の移動距離を表す。歩行シートのサイズは長さ2,400mm、幅800mm（センサーシート部600×600mm、厚さ：5mm）であり、センサー空間分解能10×10mm、測定ポイント数14,000ポイントである。なお、シートは歩行情報を分析するノートパソコンと接続している（図2-3）。

対象者には、シート上を最適歩行と最速歩行の2つの条件で歩いてもらった。最適歩行は「普通に歩いてください」、最速歩行は「出来るだけ速く歩いてください」との口頭指示にて施行した。なお、歩行開始と終了時の加速と減速を考慮し、シートの3m手前から3m奥までを歩行区間とした。測定は最適歩行、最速歩行について、それぞれ2回実施したが、測定順序はランダム化した。

### 3 FRTとFrail CS-10の測定方法

FRTは、竹井機器工業株式会社製の手のばし測定機器を使用した。対象者は肩幅程度に足を開き、利き手の肩関節を90度屈曲、肘関節伸展、前腕回内位にて、前方への最大リーチを行ったときの距離を測定した。

Frail CS-10は、椅子座位で両上肢を膝の上に置いた状態からの立ち上がり回数を測定した。「はじめ」の合図と同時に、開始肢位から立ち上がりを開始し、直立姿勢まで立った後、すぐに着座する動作を1回として10秒間繰り返した。ただし、立ち上がり途中で10秒経過した場合はカウントしなかった。なお、測定前に検者

による十分な方法の説明とデモンストレーションを行った後に測定を開始し、安全性を考慮して検者の監視下で実施した（**図 2-4**）。

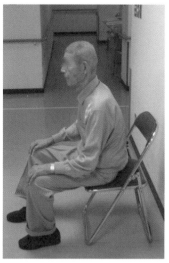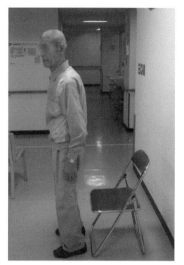

**図2-4　Frail CS-10の測定**
両上肢を膝の上に置いた状態から、立ち上がりが10秒間に
何回できるかを測定した.

#### 4　統計学的解析法

統計処理は、最適歩行と最速歩行の再現性について、1回目と2回目の測定値からICCを求めて検討した。妥当性については、最適歩行と最速歩行で得られた結果（歩行速度、歩行率、重複歩距離、歩隔、総軌跡長）とFRTならびにFrail CS-10との関連について、ピアソンの相関係数を求めて検討した。

## 2　結　果

### 1　最適歩行と最速歩行における測定値の再現性

**表 2-8**に最適歩行時のICC、**表 2-9**に最速歩行時のICCを示した。最適歩行における歩隔と総軌跡長、最速歩行における歩隔以外では、ICC=0.8以上の高い再現性が認められた。歩隔については、最適歩行が0.755、最速歩行が0.709であった。また、最速歩行時の総軌跡長のICCは0.944であったが、最適歩行時には0.670と最も再現性が低かった（**表 2-8・2-9**）。

表2-8　最適歩行における級内相関係数

|  | ICC | 95%CI |
|---|---|---|
| 歩行速度 | 0.940 | 0.885-0.970 |
| 歩行率 | 0.931 | 0.866-0.965 |
| 重複歩距離 | 0.929 | 0.862-0.964 |
| 歩隔 | 0.755 | 0.562-0.871 |
| 総軌跡長 | 0.670 | 0.432-0.822 |

ICC: Intraclass correlation coefficient
95%CI: 95%confidence interval

表2-9　最速歩行における級内相関係数

|  | ICC | 95%CI |
|---|---|---|
| 歩行速度 | 0.968 | 0.937-0.984 |
| 歩行率 | 0.891 | 0.792-0.944 |
| 重複歩距離 | 0.883 | 0.778-0.940 |
| 歩隔 | 0.709 | 0.485-0.846 |
| 総軌跡長 | 0.944 | 0.891-0.972 |

ICC: Intraclass correlation coefficient
95% CI: 95%confidence interval

## 2　最適歩行と最速歩行における測定値の妥当性

　表2-10に最適歩行時の相関係数、表2-11に最速歩行時の相関係数を示した。対象者33名の最適歩行および最速歩行において、歩行速度とFRT（最適r =0.47、最速r =0.48）、歩行速度とFrail CS-10（最適r =0.53、最速r =0.59）、歩行率とFrail CS-10（最適r =0.41、最速r =0.52）、重複歩距離とFRT（最適r =0.55、最速r =0.47）、重複歩距離とFrail CS-10（最適r =0.53、最速r =0.50）に有意な正の相関が認められた。一方、最速歩行のみ、歩隔とFrail CS-10（r = − 0.44）、総軌跡長とFrail CS-10（r = − 0.48）に有意な負の相関が認められた（表2-10・2-11）。

表2-10　最適歩行時における各項目の相関

|  | FRT | Frail CS-10 |
|---|---|---|
| 歩行速度（cm/sec） | 0.468** | 0.525** |
| 歩行率（歩/分） | 0.232 | 0.407* |
| 重複歩距離（cm） | 0.546** | 0.528** |
| 歩隔（cm） | 0.127 | -0.130 |
| 総軌跡長（cm） | -0.209 | -0.117 |

FRT: Functional Reach Test
Frail CS-10:10秒椅子立ち上がりテスト

表2-11　最速歩行時における各項目の相関

|  | FRT | Frail CS-10 |
|---|---|---|
| 歩行速度（cm/sec） | 0.475** | 0.590** |
| 歩行率（歩/分） | 0.276 | 0.518** |
| 重複歩距離（cm） | 0.472** | 0.502** |
| 歩隔（cm） | -0.089 | -0.489* |
| 総軌跡長（cm） | -0.219 | -0.476** |

FRT: Functional Reach Test
Frail CS-10:10秒椅子立ち上がりテスト

## 3　考　察

　測定値の再現性は、同一条件で同一テストを2回実施して、その測定誤差の少なさから評価されることが多い（桑原ら, 1993）。谷ら（1997）は、ICCが0.7以上あれば、その測定値の信頼性は高いとしている。村田ら（2004）は、健康成人を対象とした最適歩行と最速歩行の再現性について、最適歩行と最速歩行のいずれでも、歩幅、ステップ時間、歩行速度、歩行率において、高い再現性が得られたことを報告している。本研究でも、最適歩行時の歩隔と総軌跡長、最速歩行の歩隔以外ではICC=0.8以上の高い再現性が認められた。また、最速歩行時の総軌跡長のICCは0.94と極めて高かったが、最適歩行時は0.67と最も再現性が低かった。総軌跡長とは、歩行中の重心動揺の大きさ示すことから、最速歩行の方がその人の持つバランス能力をより的確に引き出すことができるのかもしれない。

　妥当性の検討には、基準関連妥当性を用いた。基準関連妥当性とは、あるテストの結果が同一対象者に行われた別の独立したテストの結果（基準偏差：外部偏差）

とどの程度関連しているのかを意味する（内山ら，2003）。本研究では歩行の基準関連妥当性について、立位バランスの評価として臨床的に広く利用されているFRT（對馬ら，2006）、下肢機能評価法として再現性と妥当性がすでに確認されているFrail CS-10（村田ら，2010）との関連から検討した。その結果、最適歩行と最速歩行のどちらにおいても歩行速度・歩行率・重複歩距離などの歩行因子とFRT、Frail CS-10で有意な相関が認められ、最適歩行と最速歩行の基準関連妥当性が示された。

一方、最速歩行のみ、歩隔や総軌跡長とFrail CS-10との間に有意な相関が認められた。すなわち、歩隔は狭いほど、歩行中の重心動揺は小さいほどFrail CS-10による立ち上がり回数が多いことが示された。村田ら（2010）の研究から、Frail CS-10は虚弱高齢者のバランス能力を反映することが示唆されている。本研究の再現性の検討においても、最適歩行時より最速歩行の方が総軌跡長のICCが高かく、最速歩行はバランス能力を評価する指標となりえる可能性が示された。

これらの知見から、最適歩行、最速歩行ともに良好な再現性と妥当性が確認されたが、その人の持つバランス能力を評価するためには、最適歩行よりも最速歩行の方が優れていることが示唆された。

なお、本研究の内容は、「大熊美穂，西 起成，村田 伸：要介護高齢者の歩行テストは最適歩行と最速歩行のどちらで評価すべきか―再現性と妥当性の検討―ヘルスプロモーション理学療法研究 2(1)：1-4, 2012」に掲載された論文に加筆・修正を加えたものである。

# 第3章 歩行パラメーターと身体機能との関連

第1節　健常女性の歩行パラメーターと身体機能との関連 ……………………… 62
第2節　地域在住高齢者の歩行パラメーターに関連する要因 ……………………… 70

## 第1節　健常女性の歩行パラメーターと身体機能との関連

　厚生労働省が発表している平成27年度版高齢社会白書（2015）によると、平成26年に高齢化率が26.0％に達し、今後も超高齢社会が進行することが予想されている。超高齢社会において、高齢者の健康水準（鈴木，2015）や健康寿命を延ばすことの重要性が強調されており（中村ら，2015）、高齢者の健康水準を維持する目的や健康増進のために歩行や運動介入が実践されている（加藤ら，2014）。介入効果として柔軟性や筋力、持久力の向上だけではなく、歩行速度や健康関連QOLの改善（Helbostadら，2004）、認知機能の維持（加藤ら，2014）なども報告されている。

　ヒトが運動を適切に行うために必要な身体運動システムの要素には、筋力、平衡性、瞬発力、柔軟性などがある（板場，2015）。これら身体運動の要素が必要とされる歩行は、複合的な運動の一つであり（丸山，1999）、自立した質の高い日常生活を営むために必要不可欠な運動能力（宮辻ら，2007）である。また、加齢や障害によって運動能力が変化することから、虚弱高齢者（島田ら，2006；河野ら，2000）および脳卒中片麻痺患者（青田ら，2002）の理学療法評価や機能予測において重要な指標となっている。

　重要な指標の一つである歩行能力の評価は、ストップウォッチを用いた簡便な所要時間と歩数の測定、Physiological Cost Indexによるエネルギー効率や持久力の評価、歩容観察（中江ら，2010）が行われている。歩行パラメーターでは、歩行速度、歩幅、歩行率が代表的（Helbostadら，2004）であり、とくに歩行速度と身体機能や日常生活活動能力との関連性については多くの報告（内山ら，2008）がある。歩行速度のうち最大歩行速度（最速歩行）は、健常高齢者や健常成人を対象とした膝伸展筋力（山崎ら，1998）や足趾把持力（金子ら，2009；池田ら，2011）などの下肢筋力、バランス能力（池田ら，2011；臼田ら，1999）と関連することが報告されており、最適歩行速度に関しても同様の報告（鈴木ら，2012；河合ら，2005；Burnfieldら，2000）が散見される。しかし、歩隔や足角、歩行周期に関するパラメーターの検討は不十分との指摘（大杉ら，2014）があり、下肢筋力やバランス能力との関連が報告されている歩行速度以外のパラメーターと身体機能との関連についても検討が必要である。

　そこで今回、最速歩行および最適歩行の2条件において、歩行速度や立脚時間、および空間的歩行パラメーターとして歩幅、歩隔、足角を測定し、最速歩行と最適歩行の2条件における歩行パラメーター間の比較、および空間的パラメーターと下

肢筋力やバランス能力といった身体機能との関連を検討した。

## 1　対象と方法

### 1　対　象

　対象は、健常女性23名を対象とした。除外基準は、体幹および下肢に整形外科的疾患および疼痛や外傷などの既往を有するものと設定した。対象者の年齢は平均20.6 ± 0.8歳、平均身長160.1 ± 4.9cm、平均体重52.0 ± 6.1kg、転子果長は平均72.0 ± 4.0cmであった。

　対象者には本研究の趣旨と内容について口頭で説明し、研究の同意が自由意思に基づくものであり、いつでも同意を撤回可能であること、それによる不利益が生じないことを十分に説明し、同意を得た後に測定を行った。

### 2　歩行パラメーターの測定方法

　歩行パラメーターの測定および分析は、アニマ社製シート式足圧接地足跡計測機器ウォーク Way MW-1000 を用いた。本機器は長さ2,400mm、幅800mm（センサーシート部分600mm × 600mm、厚さ5mm）のシート上を歩行することで、歩行速度や立脚時間といった時間的パラメーター、および歩幅、歩隔、足角などの空間的パラメーターが計測可能な歩行解析装置である。この装置では、センサー空間分解能10mm × 10mm、14,000個の圧力センサーによって片側の足の着床位置と反対足の着床位置との左右幅を歩幅、進行方向に対するつま先の角度を足角として計測する。

　歩行課題は、ウォーク Way MW-1000 のシート前後に3mの助走路と追走路を設けた歩行路を「走らないで、できるだけ速く歩いてください」と指示を与えた最速歩行と、「いつもの楽な速さで歩いてください」と指示を与えた最適歩行の2条件とした。測定は最適歩行、最速歩行の順に、それぞれ裸足で2回実施し、速度（cm/sec）、立脚時間（sec）、歩幅（cm）、歩隔（cm）、および足角（°：進行方向に対して足部の外転を＋、内転を－）を抽出した。本研究では、利き脚の定義を「ボールを蹴りやすい脚、階段を最初に踏み出す脚」とし、その利き脚を分析対象肢とした。対象者23名全員の利き脚が右側であった。なお、歩行パラメーターにおける左右側について平均値の差の検定では有意差は認められなかった。

### ③ 最大一歩幅の測定方法

　最大一歩幅は、裸足で両足を合わせた静止立位で基準線上に位置し、まず利き脚を出来るだけ前方に跨ぐように踏み出し、その後に非利き脚を先に出した利き脚の横に合わせるように踏み出させ、基準線からの距離をメジャーで計測した。なお、体格差を補正するために転子果長で除して正規化した値を採用した。

### ④ 下肢筋力の測定方法

　下肢筋力は大腿四頭筋、ハムストリングス、および腓腹筋の等尺性最大随意収縮を徒手筋力計 μTas F-1（アニマ社）を用いて測定した。大腿四頭筋およびハムストリングスの測定は、股関節および膝関節が90度屈曲位となるように高さを調整したベッド上に端座位とし、足関節背屈の妨げにならない下腿遠位部に徒手筋力計のセンサーパッドを垂直に当て、ベッドとセンサーパッド間をベルトで固定して測定した。腓腹筋の測定も同様に端座位で行い、踵を10cm台上に載せた状態で股関節および膝関節が90度屈曲位となるように調節した。10cm台から中足骨部分を出させ、足関節底背屈0度位とした。中足骨遠位部の足底面にセンサーパッドを垂直に当て、ベルトで固定して測定（Somaら, 2013）を行った。休息を設けながら大腿四頭筋、ハムストリングス、腓腹筋の順序で1回3～5秒間力を発揮させて2回の測定を行い、その最大値を被験者の体重で除して正規化した。

　また、足趾筋力測定器 T.K.K.3362（竹井機器工業社）を用いて右側の足趾把持力を端座位で測定した。測定姿勢は、高さが調節可能な治療台上に体幹垂直位、両上肢はベッドを把持、股関節および膝関節は屈曲90度位、足関節は底背屈中間位とした。測定時には、足趾把持力測定器の把持バーを被験者の第1中足趾節関節に合うように調節した。数回の練習後に休息を設けながら1回3～5秒間力を発揮させて、2回測定の最大値を被験者の体重で除して正規化した。なお、検者は臨床経験10年以上の理学療法士3名で行い、最大一歩幅の測定は検者1名、下肢筋力および足趾把持力の測定を1名、歩行パラメーターの測定を1名で行った。

### ⑤ 統計学的解析法

　統計処理は、統計ソフトウェア SPSS Statistics Version 20（IBM社）を使用し、最速歩行と最適歩行の2条件における歩行速度、立脚時間、歩幅、歩隔、足角の比

較には paired-t test を用いて検討した。また、それらの歩行パラメーターと最大一歩幅、および大腿四頭筋、ハムストリングス、腓腹筋の筋力、足趾把持力の変数間の関連性について pearson 積率相関係数を求め、統計学的有意水準を 5% として検討した。

## 2 結 果

### 1 最速歩行と最適歩行のパラメーターの比較

対象者 23 名の最速歩行と最適歩行における歩行パラメーターの平均値と標準偏差を表 3-1 に示した。paired-t test の結果、最適歩行に比べて最速歩行の速度、歩幅、足角が有意に増加し、立脚時間が有意に低下した。一方、歩隔には有意差が認められなかった（表 3-1）。

表3-1 最速歩行と最適歩行のパラメーターの比較（n=23）

|  | 最速歩行 | 最適歩行 |
| --- | --- | --- |
| 速度（cm/sec） | 234.05 ± 20.74 | 130.31 ± 11.45** |
| 立脚時間（sec） | 0.41 ± 0.04 | 0.62 ± 0.04** |
| 歩幅（cm） | 81.83 ± 9.29 | 66.49 ± 5.65** |
| 歩隔（cm） | 7.71 ± 2.99 | 7.90 ± 2.32 |
| 足角（°） | -0.01 ± 3.52 | -1.58 ± 4.47** |

平均値±標準偏差　　**: $p<0.01$

### 2 最速歩行時の歩行パラメーターと身体機能との相関

身体機能の測定結果（平均値と標準偏差）を表 3-2 にまとめた（表 3-2）。

表3-2 身体機能評価の測定結果（n=23）

|  | 平均値 | 標準偏差 |
| --- | --- | --- |
| 最大一歩幅（%） | 168.23 | 12.42 |
| 大腿四頭筋（%） | 66.02 | 14.40 |
| ハムストリングス（%） | 33.27 | 5.38 |
| 腓腹筋（%） | 106.72 | 17.60 |
| 足趾把持力（%） | 41.57 | 8.44 |

最速歩行では、腓腹筋筋力が歩隔と有意な中等度の負の相関を認め、歩隔と最大一歩幅との間には有意な中等度の正の相関を認めた。ただし、大腿四頭筋力やハムストリングス筋力、および足趾把持力との間には有意な相関は認められなかった（表 3-3）。

表3-3　最速歩行時のパラメーターと身体機能との相関分析（n=23）

|  | 速度 | 立脚時間 | 歩幅 | 歩隔 | 足角 |
| --- | --- | --- | --- | --- | --- |
| 速度 | — | -0.54** | 0.49* | -0.23 | 0.05 |
| 立脚時間 |  | — | 0.34 | 0.44* | 0.11 |
| 歩幅 |  |  | — | -0.05 | 0.04 |
| 歩隔 |  |  |  | — | 0.23 |
| 足角 |  |  |  |  | — |
| 最大一歩幅 | -0.11 | 0.10 | -0.14 | 0.58** | -0.18 |
| 大腿四頭筋 | 0.19 | -0.35 | -0.29 | -0.20 | 0.35 |
| ハムストリングス | 0.33 | -0.38 | -0.24 | 0.01 | 0.08 |
| 腓腹筋 | 0.21 | -0.31 | -0.19 | -0.43* | -0.21 |
| 足趾把持力 | 0.30 | -0.26 | 0.12 | -0.04 | -0.26 |

\*\*: $p<0.01$　\*: $p<0.05$

### 3　最適歩行時の歩行パラメーターと身体機能との相関

最適歩行において、大腿四頭筋筋力は立脚時間と中等度の負の相関、および足角と中等度の正の相関を認めた。また、ハムストリングス筋力と立脚時間に中等度の負の相関、歩隔と最大一歩幅との間に中等度の正の相関を認めた。ただし、腓腹筋筋力や足趾把持力と歩行パラメーターとの間には有意な相関は認められなかった（表 3-4）。

表3-4 最適歩行時のパラメーターと身体機能との相関分析

|  | 速度 | 立脚時間 | 歩幅 | 歩隔 | 足角 |
| --- | --- | --- | --- | --- | --- |
| 速度 | — | -0.59** | 0.78** | -0.16 | 0.32 |
| 立脚時間 |  | — | 0.03 | 0.04 | 0.00 |
| 歩幅 |  |  | — | -0.22 | 0.43* |
| 歩隔 |  |  |  | — | 0.04 |
| 足角 |  |  |  |  | — |
| 最大一歩幅 | -0.11 | 0.10 | -0.14 | 0.58** | -0.18 |
| 大腿四頭筋 | 0.20 | -0.41* | -0.02 | -0.30 | 0.47* |
| ハムストリングス | 0.17 | -0.56** | -0.21 | -0.09 | 0.14 |
| 腓腹筋 | -0.08 | -0.06 | -0.21 | -0.37 | 0.14 |
| 足趾把持力 | 0.00 | -0.22 | 0.16 | -0.05 | -0.22 |

**: $p<0.01$  *: $p<0.05$

## 3 考 察

　最速歩行および最適歩行の2条件において、速度、立脚時間、歩幅、歩隔、および足角を測定し、2条件間の比較と、大腿四頭筋、ハムストリングス、腓腹筋、足趾把持力などの下肢筋力および最大一歩幅との関連について検討した。その結果、速度、歩幅、足角は最適歩行よりも最速歩行が有意に増大し、立脚時間が有意に低下した。身体機能との関連をみると、最速歩行において腓腹筋筋力と歩隔、最適歩行では大腿四頭筋およびハムストリングスの筋力と立脚時間との間に有意な中等度の相関を認めた。また、最速および最適歩行ともに歩隔と最大一歩幅との間に有意な中等度の相関を認めた。

　最速歩行と最適歩行の条件間では速度、立脚時間、歩幅において有意差を認めた。歩行速度を増加させるためには、歩幅あるいは歩行率を増加させる方略、その両方を組み合わせる方略、ある速度以上になると歩行率の増加に依存する方略が選択される（Donarud, 2013）。本研究結果では、最速歩行において有意な歩幅の増大と立脚時間の短縮が認められており、歩幅と歩行率とも増加させる方略を選択したものと考えられる。歩幅と歩行率を増加させ、歩行速度が速くなると両脚支持期と立脚期が短縮（Perryら, 2012）するため、最適歩行よりも最速歩行において立脚時間が減少したものと考えられる。

　一方、歩隔は最速歩行と最適歩行の2条件間に有意差を認めなかった。歩隔は、7歳以上で成人の値に近似し（Holmら, 2009）、8〜10cmの範囲と報告（Neumann,

2013；Perryら，2012）されており、20歳前後の健常成人女性を対象とした最速歩行および最適歩行の2条件である本研究結果も同様の結果であった。なお、歩隔への影響については、加齢の影響（高橋ら，2011）はあるが速度には影響されないとの報告（西谷ら，2013）があり、本研究結果も矛盾しない。

　歩行パラメーターと身体機能との関係において、最速歩行では腓腹筋筋力と歩隔との間に有意な負の相関を認めた。腓腹筋を含めた足関節周囲筋の筋力により足関節の安定性が得られれば、歩行中の体重心の移動が直線的になる（中村ら，2003）。体重心の移動が直線的になり、歩行中の左右への重心移動が減少することで歩隔が小さくなることが予測されることから、腓腹筋筋力と歩隔との間に有意な相関が認められたものと推察した。ただし、最速歩行時の歩行パラメーターと大腿四頭筋筋力や足趾把持力とは有意な相関は認められなかった。歩行パラメーターと大腿四頭筋筋力との関係については、1.2Nm/kg以上の膝関節伸展筋力では最速の歩行速度との関係性が低下すること（山崎ら，1998）、歩行中の膝関節伸展モーメントを最大発揮する角度が20°付近と報告（江原ら，2001）されているが、本研究では膝関節90°屈曲位での等尺性筋収縮で大腿四頭筋の筋力を測定していることが影響したものと考えられる。足趾把持力については、短拇趾屈筋や長拇趾屈筋など足趾把持力に関与する筋の求心性収縮が反映されるのに対し、歩行時の足趾屈筋群は立脚後期に鉛直下方へ圧迫力の作用（岡村ら，2014）と下腿三頭筋の受動的な反跳（相馬ら，2013）によってpush offされるために有意な相関を認めなかったものと推察した。そのほか、最速歩行では歩隔と最大一歩幅間との間に中等度の正相関を認めた。歩隔が大きい場合、歩隔が小さい歩行に比べて左右（高橋ら，2011）および上下方向（Seundersら，1953）への重心移動が大きくなるため、筋力やバランス能力が必要となる。最大一歩幅は、歩行速度や下肢筋力（武藤，1999）、動的バランス能力（林ら，2010）と関連することから、歩隔が大きいほど最大一歩幅も大きくなると推察された。

　一方、最適歩行においては、大腿四頭筋筋力と立脚時間に有意な負の相関、大腿四頭筋筋力と足角との間に有意な正の相関を認めた。歩行時の大腿四頭筋の筋活動は、遊脚終期から開始されて荷重応答期の初期に最大となる。この間、踵接地による衝撃吸収や立脚中期に脛骨を大腿骨に引きつける安定性（Perryら，2012）に寄与するが、大腿四頭筋の筋活動が高ければより重心の上下運動が小さくなり、立脚時間が減少するために両変数間に有意な中等度の負の相関を認めたものと推察した。大腿四頭筋筋力と足角との関係は、大腿四頭筋の筋活動が低い場合、歩幅の減少により股関節伸展角度が減少し（Longら，2011）、骨盤の回旋が増大する（安彦ら，2013）ためにつま先が内側を向き、足角が減少すると考えられる。さらに最適歩行

においては、ハムストリングスの筋力と立脚時間に有意な負の相関を認めた。ハムストリングスは、遊脚中期から活動が始まり、荷重応答期を経て立脚中期に活動が休止する（Perryら，2012）。この遊脚期における下肢を制動し、立脚相初期に股関節伸展を補助するハムストリングス（Somaら，2013）が効果的に作用することで立脚時間を短縮させたものと考えられる。

　健常成人女性を対象に最速歩行と最適歩行を比較した結果から、立脚時間や歩幅といった時間的歩行パラメーターだけではなく、空間的パラメーターである足角も変化することが示唆された。最速歩行では腓腹筋の筋力が歩隔に、最適歩行では大腿四頭筋およびハムストリングスの筋力が立脚時間に関連が認められた。最速歩行と最適歩行間で有意な差がみられなかった歩隔は、最大一歩幅に代表される立位バランスとの関連が示唆された。これらの結果から、歩行能力の向上を目的とした理学療法において、大腿四頭筋やハムストリングス、腓腹筋の筋力、および足関節の底背屈だけでなく、歩隔や足角に着目することも重要である可能性が示された。

　本研究は、健常成人女性23名を対象とした、最速と最適という歩行速度条件のみを設定した研究結果である。歩隔や足角は再現性に劣るとの指摘（村田ら，2004）もあり、対象者数を増やすこと、歩隔や足角の条件に関する指示の検討、男性や異なる年代での実施、筋力やバランス能力が低下している高齢者についての検討が必要である。

　なお、本研究の内容は、「中江秀幸，村田　伸，甲斐義浩，他：健常女性における歩行パラメータと身体機能との関連性．ヘルスプロモーション理学療法研究6（1）：9-15，2016」に掲載された論文に加筆・修正を加えたものである。

## 第2節 地域在住高齢者の歩行パラメーターに関連する要因

　歩行速度の測定は、多くの歩行能力パラメーターのなかでも注目度が高く、繰り返し報告されてきた。先行研究によれば、歩行速度に関連する要因として下肢筋力（Bohannon, 1997；村田ら, 2004）や握力（Rantanen ら, 1999；Lauretani ら, 1999）、体幹筋力（宮原ら, 2005；坂田ら, 2002）、バランス能力（Wu, 2004）などが報告されている。しかし、歩行速度以外のパラメーターである歩隔やストライド長、立脚時間などに関しては、加齢に伴い変化することが報告（星野ら, 2005；赤平, 1999；西村ら, 2011）されているにもかかわらず、その変化に関連する要因の検討は十分になされていない。歩行速度は歩行能力を示す一要因でしかなく、そのほかを詳細に検討することで、高齢者の移動能力をより詳細に評価することができるとともに、歩行能力の低下の要因が明確になると考えられる。

　そこで本研究では、歩行能力を検討するための基礎研究として、筋力、柔軟性、バランス能力の代表値と歩行速度や歩隔、ストライド長、立脚時間との関連を明らかにすることを目的とした。

## 1　対象と方法

### 1　対　象

　対象はＦ町に在住し、町主催の健康支援事業に参加した65歳以上の女性高齢者88名（平均年齢75 ± 6.5歳）とした。対象者の選定基準は、歩行に介助を必要としないこととした。対象者には、研究の趣旨と内容を書面および口頭にて十分な説明を行った後に、書面にて参加の同意を得た。

### 2　歩行パラメーターの測定方法

　歩行パラメーターの測定には、アニマ株式会社製シート式足圧接地足跡計測装置　ウォーク WayMW-1000 を使用した。本装置はシート式歩行分析装置であり、ヒトの歩行分析に必要な空間パラメーター（歩隔、ストライド長など）および時間パラメーター（立脚時間、歩行速度など）について、シート上を歩行することによって収集するシステムである。歩行シートのサイズは長さ2,400mm、幅

800mm（センサーシート部 600 × 600mm、厚さ 5mm）であり、センサー空間分解能 10 × 10mm、測定ポイント数 14,000 ポイントである。シートの前後 3m 地点をそれぞれスタート、ゴール地点とした。対象者には「できるだけ速く歩いてください」との口頭指示を与え、スタート地点からゴール地点まで最速歩行条件下で歩かせた。本研究では、シート上を歩行して得られたデータから、歩行速度（cm/sec）、ストライド長（cm）、立脚時間（sec）、歩隔（cm）を抽出して解析に用いた。

### 3 各種身体機能の測定方法

筋力の指標として、歩行能力との関連が示されている等尺性膝伸展筋力（Bohannon, 1997）、足趾把持力（村田ら，2004）、握力（Rantanen ら，1999；Lauretani ら，2003）、上体起こし（坂田ら，2002）を測定した。等尺性膝伸展筋力の測定には、アニマ社製ハンドヘルドダイナモメーター μTas F-1 を使用した。測定方法は加藤ら（2001）の方法に準じ、対象者を端座位、膝関節 90 度屈曲位とし、下腿遠位部前面にセンサーパッドを設置してベルト固定下で行った。測定は左右 2 回行い、その最大値を体重比百分率（%）に換算して解析に用いた。

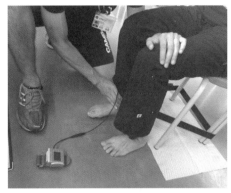

図3-1　等尺性膝伸展筋力の測定風景

足趾把持力の測定には、村田ら（2006）が開発したひずみゲージを用いた足趾把持力測定器を使用した。測定方法は同報告に準じ、対象者を端座位、膝関節 90 度屈曲位とし、母趾から第 5 趾の末節骨、第 2 趾から第 5 趾の中節骨が足把持バーにかかるように設置し、対象者の最大努力で 2 回足把持動作を行わせ、その最大値を体重比百分率（%）に換算して解析に用いた。なお、本測定器の信頼性と妥当性についてはすでに報告（村田ら，

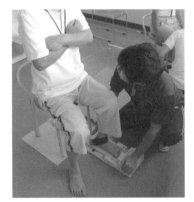

図3-2　足趾把持力の測定風景

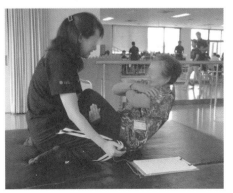

図3-3　上体起こしの測定風景

2006) されている。

握力の測定には、竹井機器工業製のデジタル握力計を使用した。上肢を体側に垂らした立位の状態で、左右の握力をそれぞれ2回測定し、その最大値を体重比百分率 (%) に換算して解析に用いた。

上体起こしは体幹筋力の指標として行った。測定は文部科学省高齢者用新体力テスト (文部科学省, 2000) に示された方法に従い、両腕を胸の前に組み、両

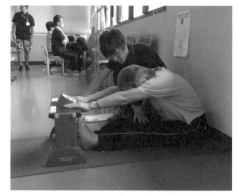

図3-4　長座体前屈距離の測定風景

膝を90度屈曲位に保持した背臥位姿勢から、両肘と両大腿部がつくまで上体を起こすという動作を、30秒の間に繰り返し行えた回数を測定した。

柔軟性の指標として長座体前屈距離を用いた。測定は文部科学省高齢者用新体力テスト (文部科学省, 2000) に従って、両足をそろえ、膝関節を伸展した座位姿勢をとり、足関節は直角にして足趾の高さを併せて測定した。測定には、竹井機器工業製デジタル式長座体前屈測定器を使用し、2回行ったうちの最大距離を解析に用いた。

バランス能力の指標として片脚立位保持時間を用いた。測定は開眼片脚立位の姿勢を保持できる時間について、120秒を上限としてデジタルストップ

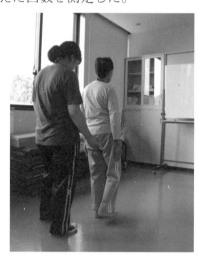

図3-5　片脚立位保持時間の測定風景

ウォッチを用いて左右2回ずつ測定し、その最長時間 (秒) を解析に用いた。

### 4　統計学的解析法

各歩行パラメーターと測定項目との関連を検討するため、Pearsonの相関係数を求めた。解析にはSPSS statistic 19を用い、有意水準を5%とした。

## 2 結 果

各測定項目の平均値と標準偏差を表3-5に、歩行パラメーターと各測定項目との相関係数を表3-6に示した。歩行速度と有意な相関を示した項目は身長、等尺性膝伸展筋力、足趾把持力、握力、上体起こし、片脚立位保持時間であった。ストライド長と有意な相関を示した項目は身長、等尺性膝伸展筋力、足趾把持力、片脚立位保持時間であった。立脚時間と有意な相関を示した項目は等尺性膝伸展筋力、足趾把持力、握力、上体起こし、片脚立位保持時間であった。歩隔と有意な相関を示した項目は等尺性膝伸展筋力、足趾把持力、握力、片脚立位保持時間であった。なお、体重および長座体前屈距離と有意な相関を示した歩行パラメーターはなかった(表3-6)。

表3-5 各測定項目の平均値と標準偏差

|  | 平均値 | 標準偏差 |
| --- | --- | --- |
| 歩行速度(cm/sec) | 179.5 | 39.0 |
| ストライド長(cm) | 150.3 | 66.7 |
| 立脚時間(sec) | 0.8 | 0.2 |
| 歩隔(cm) | 12.8 | 6.0 |
| 等尺性膝伸展筋力(%) | 39.4 | 9.9 |
| 足把持力(%) | 10.9 | 5.5 |
| 握力(%) | 44.6 | 10.0 |
| 上体起こし(回) | 5.0 | 5.2 |
| 長座体前屈距離(cm) | 37.2 | 7.7 |
| 片脚立位保持時間(sec) | 39.3 | 40.2 |

表3-6 歩行パラメーターと各測定項目間の相関分析

|  | 歩行速度 | ストライド長 | 立脚時間 | 歩隔 |
| --- | --- | --- | --- | --- |
| 身長 | 0.364** | 0.350** | -0.105 | -0.135 |
| 体重 | -0.021 | 0.070 | 0.117 | 0.053 |
| 等尺性膝伸展筋力 | 0.484** | 0.253* | -0.358** | -0.390** |
| 足把持力 | 0.563** | 0.371** | -0.288** | -0.354** |
| 握力 | 0.472** | 0.149 | -0.334** | -0.266** |
| 上体起こし | 0.434** | 0.158 | -0.333** | -0.137 |
| 長座体前屈距離 | 0.136 | 0.029 | -0.124 | -0.043 |
| 片脚立位保持時間 | 0.519** | 0.246** | -0.352** | -0.356** |

Peresonの相関係数　*: $p<0.05$、**: $p<0.01$

## 3 考　察

　各種歩行パラメーターと身体機能との関連を検討した結果、歩行速度は各筋力の指標およびバランス能力、さらに身長と関連していることが明らかとなり、ストライド長は身長、下肢筋力、バランス能力と、立脚時間は各筋力の指標ならびにバランス能力と、歩隔は握力、下肢筋力、バランス能力と関連していることが明らかとなった。本研究で得られた歩行速度は、高齢者を対象に行われた先行研究の歩行速度と近似（Furuna ら，1998；Bohannon，2010；田井中ら，2007）しており、本研究における歩行パラメーターの分析が妥当であることが推察される。歩行速度は下肢筋力（Bohannon，2010；村田ら，2004）や握力（Rantanen ら，1999；Lauretani ら，2003）、体幹筋力（宮原ら，2005）、バランス能力（Wu，2004）との関連が先行研究で報告されており、本研究結果においてもそれぞれに有意な正の相関を認めた。歩行とは、ヒトの移動における最も基本的な動作であるが、筋力や持久力、バランス能力など、種々の身体機能と関連し、それぞれが複合的に機能することで行為が遂行されていることが示唆された。

　各歩行パラメーターを詳細に検討すると、筋力やバランス能力は、立脚時間や歩隔と有意な負の相関を示した。二足歩行による移動は、力学的にはバランスが失われ、ふたたび元に戻ることが規則的に反復する現象である（中村ら，2003）。したがって、筋力やバランス能力が低下した高齢者は、立脚時間を延長し両脚支持時間を増加させて前後方向の支持基底面を確保するとともに、歩隔を増加させて左右方向への支持基底面を確保して安定性を得ていると推察した。

　一方、ストライド長には下肢筋力やバランス能力、および身長と有意な正の相関を認め、握力や体幹筋力には有意な相関を認めなかった。足趾把持力は歩行における前進駆動力として作用し（村田ら，2004）、等尺性膝伸展筋力や片脚立位保持時間は安定した単脚支持を可能にして対側の遊脚時間の確保に関与し、ストライド長の延長に寄与していると考えられる。また、身長が歩行速度やストライド長と有意に関連していることが明らかとなり、これらの解釈には対象者の基本属性の考慮が必要となることが示唆された。下肢筋力や握力など、筋力の指標については体重との関連が報告され、得られた結果は体重を考慮して検討されている（Levy，1967；村田ら，2005）。しかし、歩行速度に関しては、身長を考慮せずに、測定して得られた結果がそのまま用いられることが多い（Furuna ら，1998；後藤ら，2012；Bohannon，1997；宮原ら，2005；Wu，2004；星野ら，2005；赤平，1999；西村ら，2011；Guralnik ら，2000）。本研究の結果、身長が歩行速度ならびにストライド長に関連していることが明らかになったことから、今後、身長を考慮した歩行パラメー

ターの検討が必要になると考えられた。
　なお、本研究の内容は、「大杉紘徳, 村田　伸, 堀江　淳, 他：地域在住高齢者の各種歩行パラメータに関連する要因分析. ヘルスプロモーション理学療法研究 4（1）：31-35, 2014」に掲載された論文に加筆・修正を加えたものである。

# 第4章 歩行に及ぼす上肢の影響

第1節　歩行中の手の位置が歩行パラメーターに与える影響 …………………… 78
第2節　運搬方法が歩行パラメーターに与える影響 …………………………… 83

## 第1節　歩行中の手の位置が歩行パラメーターに与える影響

　歩行中の上肢の作用は、その重量と動きによって歩行中の外乱を軽減し、歩行効率を高めることが示されている（Elftman, 1939；Fernandezら, 1965；Murrayら, 1966）。Elftman（1939）は、上肢の振りは振り子として他動的に作用すると述べているが、表面筋電図を用いたFernandezら（1965）の研究では、歩行中の上肢の筋が手の振りをコントロールしていると報告している。またこれらの研究では、上肢の動きによって胸椎、胸郭の動きを最小限にすると述べている。さらに、Murrayら（1966）は、肩甲帯の回旋と骨盤の逆方向への回旋が効率的な歩行にとって必要不可欠であると報告している。

　日常生活のなかでの歩行中の上肢は、腕を前で組んだり手を後ろに組むなど、手を振るだけでなく、上肢を固定している場合も多い。例えば、円背の高齢者の多くは手を後ろに組み、体幹が前方へ倒れることを制動している。また、理学療法場面においても、体幹を屈曲させた歩容にするためにボールを前に持たせながら歩く練習を行うことがあり、反対に体幹を伸展させた歩容にするために、手を後ろに組ませながら歩行練習を行うこともある。以上のように、歩行中の手の位置は様々であり、多くの目的のために利用されている。しかし、この手の位置が歩行に与える影響について調べた研究は少なく、時間的なパラメーターだけでなく、歩幅、歩隔、足角などの床面から得られる空間的パラメーターを総合的に評価している報告は非常に少ない。さらに、自分の手で上肢を固定する方法で歩行を分析した報告は見当たらない。もし、上肢の位置の違いが歩行に直接影響を与えるならば、その変化を検証することで、歩行指導時の有益な情報になりえると考えられる。

　そこで本研究の目的は、歩行中の上肢の位置が歩行パラメーターに与える影響について検証することとした。

## 1　対象と方法

### 1　対象

　対象は、健常成人16名（男性6名、女性10名）とした。平均年齢は27.4 ± 6.1歳（平均値 ± 標準偏差）、平均身長164.3 ± 7.0cm、平均体重56.2 ± 8.6であった。対象者には、本研究の趣旨および内容について口頭にて説明を行った。また、対

象者には研究同意がいつでも撤回可能なこと、それによる不利益が生じないことを十分に説明し、同意が得た後に測定を実施した。

### ② 歩行パラメーターの測定方法

歩行を分析する測定機器は、アニマ社製のシート式足圧接地足跡計測器ウォーク Way MW-1000 を使用した。ウォーク Way は、ヒトの歩行分析に必要な空間パラメーター（歩幅、歩隔、足角など）と時間パラメーター（歩行速度、立脚時間など）について、シート上を歩行することで収集するシステムである。このシステムでは、片側の足が着床してから別の足が着床するまでの距離を歩幅、片方の足の着床位置と反対側足の着床位置との左右の幅を歩隔、進行方向に対してのつま先の開き角を足角として計測する。歩行シートのサイズは、長さ2,400mm、幅800mm（センサーシート部600mm × 600mm、厚さ5mm）であり、センサー空間分解能は10mm × 10mm、測定ポイント数は14,000 ポイントである。なお、シートは、歩行情報を分析するノートパソコンと接続している。

### ③ 測定手順

対象者には、手を自由に振る（以下：手振り歩行）、腕を前に組む（以下：前組み歩行；図4-1）、手を後ろに組む（以下：後組み歩行；図4-1）、の3つの条件で

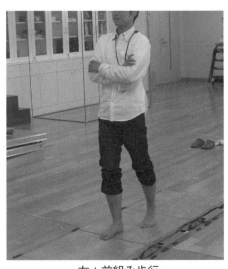
左：前組み歩行

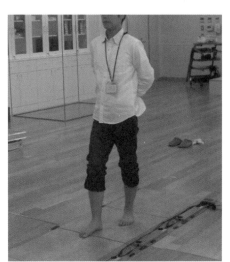
右：後組み歩行

図4-1　測定条件

シート上を歩いてもらった。

　手振り歩行は「全速力で歩いてください」、前組み歩行は「腕を前に組んで全速力で歩いてください」、後組み歩行は「手を後ろに組んで全速力で歩いてください」と口頭で指示した。なお、歩行開始時と歩行終了時の加速と減速を考慮し、シートの3m手前から3m奥までを歩行区間とした。測定は、それぞれ2回実施し、歩行速度、立脚時間、歩幅、歩隔、足角の左右の平均値を抽出した。

### 4　統計学的解析法

　独立変数を手の位置、従属変数を歩行パラメーターとし、反復測定分散分析後、有意差を認めた項目についてDunnetの多重比較検定を用い、手振り歩行との比較を行った。なお、統計解析ソフトSPSS 21.0（IBM社製）を用い、有意水準は5%とした。

## 2　結　果

　反復測定分散分析の結果、歩行速度、歩幅、足角において3群間に有意差が認められた。さらに、多重比較検定の結果、歩行速度は前組み歩行と後組み歩行が手振り歩行よりも有意（前組み歩行：p=0.03、後組み歩行：p<0.01）に低下し、歩幅と足角についても、前組み歩行と後組み歩行が手振り歩行よりも有意（すべてp<0.01）に減少した。一方、立脚時間と歩隔には有意差は認められなかった（表4-1）。

表4-1　各測定値項目の結果

|  | 手振り歩行 | 腕組み歩行 | 手後ろ歩行 | repANOVA |
|---|---|---|---|---|
| 歩行速度（cm/sec） | 203.01 ± 11.24 | 196.52 ± 14.64* | 188.07 ± 10.72** | p<0.01 |
| 立脚時間（sec） | 0.45 ± 0.04 | 0.45 ± 0.04 | 0.46 ± 0.04 | p=0.17 |
| 歩幅（cm） | 79.89 ± 4.69 | 76.17 ± 4.62** | 74.71 ± 4.69** | p<0.01 |
| 歩隔（cm） | 9.45 ± 2.44 | 9.59 ± 2.97 | 10.95 ± 2.98 | p=0.08 |
| 足角（°） | 0.55 ± 5.54 | -1.70 ± 5.51** | -1.03 ± 5.53** | p<0.01 |

repANOVE：　反復測定による分散分析
Dunnetの多重比較検定を行い、手振り歩行と比較。　*：p<0.05、**：p<0.01

## 3 考 察

　本研究は、歩行中における手の位置の違いが歩行パラメーターに及ぼす影響について検討した。その結果、上肢を固定する前組み歩行と後組み歩行では、手振り歩行と比べて立脚時間には有意差を認めなかったが、歩行速度は有意に低下した。空間的パラメーターでは、歩隔に有意差は認められなかったが、歩幅と足角は有意に低下した。Longら（2011）は、両上肢をストラップで拘束し歩行速度の変化を測定した結果、歩行速度や歩幅は減少したが立脚時間には変化がなかったと報告している。今回、自らの手で上肢を固定した本研究においても、Longら（2011）の研究結果を支持する結果となった。

　Perryら（2012）は、歩行中の上肢の振りの果たす役割は、骨盤の回旋の反作用として働き、歩行中の身体の回旋を最小限にすると述べている。つまり、下肢へ荷重をかけ始めたときに上肢を後方へ保持することで、二次的な安定性を得るための手段と考えられている。さらにOrtega（2008）は、歩行中の上肢の作用は、水平面だけでなく、前額面の安定性に寄与すると述べている。本研究においても、手を前もしくは後ろに組むことによって、体幹の回旋が制限されて代償的に骨盤の回旋が増大し、さらに上肢による左右へのバランス制御を失ったために不安定になったと考えられる。また、Demuraら（2010）やPatla（1997）は歩行の不安定性に対し、歩行速度を低下させることで安定性を確保すると報告している。またLongら（2011）は、歩行中の安定性を高めるために、股関節の可動域を減少させてモーメントアームを短くし、運動力学的な要求を減少させると報告している。以上より、本研究においても、歩行の不安定性を補償するために股関節の可動域が減少し、歩幅が短縮したために歩行速度が低下したものと推察した。

　足角は、手振り歩行と比較し、前組み歩行と後組み歩行で有意な減少が認められた。このことは、先行研究では示されておらず、本研究によって上肢の固定により足角が減少したことが明らかとなった。これは、両上肢の固定によって体幹の回旋が制動された結果、骨盤の回旋が増大し、つま先が内側を向いたと考えられる。また足角の減少は、つま先が内側を向くため支持基底面が減少し、外側への制動力が低下すると推測される。高齢者における大腿骨頸部骨折の発症は、外側へバランスを崩し転倒することが多い（Greenspanら，1994）。よって、高齢者が手を組んで歩く必要がある場合には、つま先を外に向けるように指導することで、転倒予防につながる可能性が示された。

　以上より、上肢の自動的な固定は、歩行中の上肢と体幹によるバランス制御を低下させ、歩幅と歩行速度を減少させることでバランスを保持することが推測され

た。また、歩幅の減少は股関節伸展角度を減少させ、その代償として骨盤の回旋が増大して足角が減少したと考えられる。その結果、歩行中の外側方向への制動力が減少する可能性が示された。

　本研究対象者は健常成人であったにもかかわらず、歩行パラメーターに有意な差を認めた。高齢者や障害者を対象に行うと、より大きな変化が生じると推測される。また、今回は運動力学的な解析を行なっておらず、詳細な変化については推測の域を脱していないため、今後さらなる検証が必要である。

　なお、本研究の内容は、「安彦鉄平, 村田 伸, 山崎康平, 他：歩行中の手の位置が歩行パラメータに与える影響. ヘルスプロモーション理学療法研究 3（3）：119-122, 2013」に掲載された論文に加筆・修正を加えたものである。

## 第2節　運搬方法が歩行パラメーターに与える影響

　歩行はヒトの移動のみならず、物の移動を目的として行われる。荷物運搬歩行には、国や文化の違いによって様々な形態があり（小黒ら，1985）、わが国では片手持ち型と両手抱え型が日常的に行われることが多い。大腿骨頸部骨折後や一側の変形性股関節症の患者に対して、患側にかかる負担を軽減させるため、荷物を患側に持つよう指導する（Neumann, 1999）。しかし、下肢に障害のない高齢者や両側下肢に障害を有する患者に対しては、利き手と非利き手のどちらの手で荷物を持つほうが、歩行の安定性に寄与するのかについて明らかにされておらず、指導すべき基準がない。

　荷物運搬歩行は、ロコモティブシンドロームのセルフチェック項目（藤野，2010）や1982年に発表された日常生活動作テストの一項目（佐々木ら，1982）に採用されている。また、臨床的には日常生活関連動作の買い物動作の一部として評価されている。そのため、この動作について歩行パラメーターや歩容について分析することは身体機能や転倒リスク、日常生活関連動作の評価、歩行指導の点で重要と考えられる。

　そこで本研究では、物の運搬方法の違いが歩行パラメーターに与える影響を明らかにするため、日常的な運搬方法である利き手片手持ち型、非利き手片手持ち型と両手抱え型について、歩行分析装置を用いて歩行パラメーターを比較した。

## 1　対象と方法

### 1　対　象

　対象は、健常成人16名（男性6名、女性10名）とした。年齢は27.4 ± 6.1歳（平均値±標準偏差）、身長164.3 ± 7.0cm、体重56.2 ± 8.6kgであった。なお、対象者はすべて右利きであった。対象者には本研究の趣旨および内容について口頭にて説明を行った。また、研究の同意がいつでも撤回可能なこと、それによる不利益は生じないことを十分に説明し、同意を得た後に測定を開始した。

### 2 歩行パラメーターの測定方法

歩行を分析する測定機器には、アニマ社製のシート式足圧接地足跡計測器ウォーク Way MW-1000 を使用した。ウォーク Way は、ヒトの歩行分析に必要な空間パラメーター（歩幅、歩隔、足角など）と時間パラメーター（歩行速度、立脚時間）について、シート上を歩行することで収集するシステムである。このシステムでは、連続する両側の足の着床位置間における距離を歩幅、左右の幅を歩隔、また進行方向に対するつま先の開き角を足角として計測する。歩行シートのサイズは、長さ 2,400mm、幅 800mm（センサーシート部 600mm × 600mm、厚さ 5mm）であり、センサー空間分解能は 10mm × 10mm、圧力センサーの測定ポイント数は 14,000 ポイントである。なお、シートは、歩行情報を分析するためのノート型パーソナルコンピュータと接続されている。

### 3 測定手順

運搬する荷物は、4kg の重錘バンドを入れたスーパーマーケットで一般的に使用されている「買い物かご」（外寸：縦幅 340 ×横幅 480 ×高さ 263mm）とした。重量の設定は日常生活動作テストの手引き（佐々木ら，1982）に記載されている移動動作の「物を運ぶ」基準に従い 4kg に設定した。運搬方法は、買い物かごの持

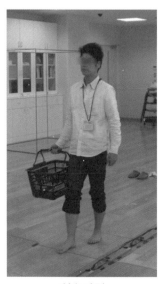
利き手型

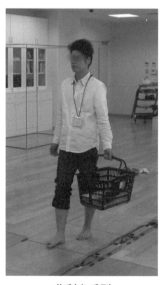
非利き手型

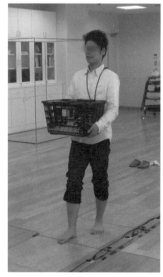
両手型

図4-2　測定条件

ち手を利き手で持つ片手持ち型（以下、利き手型）、非利き手で持つ片手持ち型（以下、非利き手型）、買い物かごを胸郭の前方に両手で抱える両手抱え型（以下、両手型）とした（図4-2）。各条件すべて「できるだけ速く歩いてください」との口頭指示のもとに、最速歩行による各種歩行パラメーターを計測した。

なお、歩行開始時と歩行終了時の加速と減速を考慮し、シート手前3mから3m奥までを歩行区間とした。測定は、それぞれ2回実施し、歩行速度（cm/sec）、立脚時間（sec）、歩幅（cm）、歩隔（cm）、足角（°）における左右の平均値を抽出した。

### 4 統計学的解析法

統計学的分析では、独立変数を運搬方法、従属変数を歩行パラメーターとし、反復測定分散分析後、有意差を認めた項目についてTukeyの多重比較検定を用いた。なお、統計解析ソフトSPSS 21.0（IBM社製）を用い、危険率は5%未満とした。

## 2 結　果

反復測定分散分析の結果、歩行速度と足角に有意な群間差が認められた。多重比較の結果、歩行速度は利き手型と比較し、両手型で有意に低い値を示した。足角は利き手型と比較し、両手型と非利き手型で有意に低い値を示した。そのほかの項目には、有意差は認められなかった（表4-2）。

表4-2　運搬方法による歩行パラメーターの比較

|  | 利き手型 | 非利き手型 | 両手型 |
| --- | --- | --- | --- |
| 歩行速度（cm/sec） | 200.5 ± 19.9 | 193.6 ± 15.4 | 190.9 ± 16.8* |
| 立脚時間（sec） | 0.4 ± 0.1 | 0.5 ± 0.0 | 0.5 ± 0.0 |
| 歩幅（cm） | 76.1 ± 7.7 | 75.6 ± 7.7 | 76.6 ± 7.3 |
| 歩隔（cm） | 8.9 ± 2.5 | 9.1 ± 3.2 | 10.1 ± 2.3 |
| 足角（°） | 1.1 ± 5.1 | − 0.2 ± 5.3* | − 0.4 ± 5.6* |

Tukeyの多重比較　利き手型との比較における差の有意性：*：p<0.05

## 3　考　察

　本研究は、運搬方法の違いが歩行パラメーターに及ぼす影響について検討した。その結果、利き手型と比較して両手型では歩行速度が有意に低下した。空間的なパラメーターでは足角のみに有意差が認められ、利き手型に比べて両手型と非利き手型で有意に低い値を示した。利き手型に比べ両手型で歩行速度が低下した要因には、歩行の安定性が考えられる。横山ら(2004)は、片手持ち型の運動制御について3次元動作解析装置を用いて分析している。その結果、通常歩行と比較して片手持ち型では、歩幅や歩隔の変化ではなく、床反力と体幹の動きによってバランスを制御すると述べている。本研究においても同様に、利き手型では体幹によるバランスの補償が可能であったものと考えられる。一方、両手型では両上肢を使って荷物を前方に保持するため、体幹屈曲の外部モーメントが生じる。それに対抗して、立位を保持するために脊柱起立筋の活動が高まる結果、制限される体幹の動きによりバランスの制御能力が低下すると考えられる。それは、バランスを補償するため、歩行速度の低下につながると推察される。また、齋藤ら(2011)は、歩行中の視覚情報を制限した結果、歩行速度が低下することを報告している。本研究における両手型での歩行速度低下にも、前方の荷物によって床面の状況が見づらくなるため、視覚情報の制限が関係している可能性は排除できない。

　利き手型と非利き手型を比較した結果、歩行速度、立脚時間、歩幅および歩隔に有意な差は認められなかった。これは、下肢に一側優位性が認められていない(甲斐ら, 2007；村田ら, 2008)ことによると推察される。先行研究において、片手で荷物を持った運搬歩行では、荷物を持つ側の中殿筋の筋活動は低下するが対側の中殿筋の筋活動は増加すると報告(Neumann, 1999；Neumannら, 1985)されている。しかし、健常者では下肢機能の支持機能に左右差はなく、どちらの手で荷物を持っても、歩行パラメーターに差が生じないと推察される。ただし、本研究では足角のみ有意な差が認められた。これは、一側優位性が認められる上肢では、利き手と比較し、非利き手の筋力が低い(村田ら, 2008)ためであろう。その筋力差から非利き手で荷物を持つほうが、肩関節周囲筋や体幹筋による固定作用が高まると推測される。上肢や体幹が固定された状態で歩行速度を維持するために骨盤の回旋を増大させ、つま先が内側を向いた(安彦ら, 2013)可能性がある。つま先が内側を向くことは、側方の支持基底面の減少と、外側への制動力の低下をもたらすと推測される。高齢者における大腿骨頸部骨折の発症は、外側へバランスを崩し転倒することに起因する場合が多い(Greenspanら, 1994)。そのため、高齢者が荷物を持つ場合は、利き手で持つように指導することで、転倒予防につながる可能性が本研究によって

示された。

　本研究は、利き手型、非利き手型、両手型の3つの運搬方法が歩行パラメーターに与える影響について検証した。その結果、利き手で荷物を持つことで、歩行速度と安定性が保たれる可能性がある。ただし、本研究は若年者を対象としているため、今回の結果が高齢者にそのまま当てはまるとは限らず、今後、高齢者や障害者を対象に調査を進める必要がある。

　なお、本研究の内容は、「安彦鉄平, 村田　伸, 山崎康平, 他：運搬方法が歩行パラメータに与える影響. 理学療法科学 29(1): 147-149, 2014」に掲載された論文に加筆・修正を加えたものである。

# 第5章 後ろ向き歩行の歩行分析

第1節　健常成人の後ろ向き歩行の分析 …………………………………………… 90
第2節　後ろ向き歩行の歩行パラメーターと筋活動の特徴 ……………………… 94

## 第1節　健常成人の後ろ向き歩行の分析

　正常な歩行は、意識することなく一定のリズムで規則的に行われる。しかし、リハビリテーションが必要な患者の歩行では左右差が出現したり、不規則なリズムで行われる場合があり、歩行の評価が必須となる。ただし、それらの大半は前向き歩行の評価であり、後ろ向き歩行の評価は確立されていない。日常生活において、後ろ向き歩行を行う機会は少ない反面、臨床の現場ではパーキンソン病患者に対する理学療法として（武田ら，2005）、また平衡障害のある患者に対する治療手段の一つとして（牛尾，2002）後ろ向き歩行が取り入れられている。

　後ろ向き歩行は、障害者にとって難易度の高い動作であり、また高齢者の転倒は後外側が最も多く、大腿骨頸部骨折のリスクが高いことが報告されている（Cummingsら，1989；Nortonら，1998）。後ろ向き歩行に関する先行研究では、前向き歩行と後ろ向き歩行について、同じ速度で歩行する場合、運動パターンが類似しているとの報告がある（Winter, 1989）。しかし、臨床場面で歩行を観察すると、前向き歩行と後ろ向き歩行では、歩幅や歩隔の調節に違いがあるように思える。ただし、歩幅や歩隔を含めた明確な数値を検討した先行研究は見当たらない。

　そこで本研究では、歩行分析装置を用いて後ろ向き歩行を客観的データに基づき分析し、健常成人の後ろ向き歩行の特徴について検討した。

## 1　対象と方法

### 1　対　象

　対象は、医療系大学の学生23名（男性13名、女性10名）である。平均年齢は21.0 ± 1.3歳、平均身長は164.7 ± 9.0cm、平均体重は57.7 ± 9.5kgであり、対象者には研究の目的と方法および被験者にならなくても不利益にならないことを十分に説明し、参加は自由意思とした。

### 2　歩行パラメーターの測定方法

　歩行を分析する測定機器は、アニマ株式会社製シート式足圧接地足跡計測装置（ウォークWay MW-1000）を使用した。その装置は、空間パラメーター（歩幅、歩隔、足角、歩行率）と時間パラメーター（ステップ時間、歩行速度）について、シー

ト上を歩行することによって収集するシステムである。歩行シートのサイズは長さ2,400mm、幅800mm（センサーシート部600mm × 600mm、厚さ：5mm）であり、センサー空間分解能は10 × 10mm、測定ポイント数は14,000ポイントである。なお、シートは歩行情報を分析するノートパソコンと接続している。

### 3 測定手順

対象者には、シート上を前向き歩行と後ろ向き歩行の2つの条件で各2回ずつ歩いてもらった。歩行条件はパフォーマンスが最適化するとされる自由歩行（Sekiya, 1996）を選択した。また、歩行開始と終了時の加速と減速を考慮し、シートの3m手前から3m奥までを歩行区間とした。測定ではまず前向き歩行から行い、「普通に歩いてください」の口頭指示で実施した。後ろ向き歩行では、「足元を見ずに、普通に歩いてください。」の口頭指示で行った。どちらも一度の練習の後2回連続して歩行し、その平均値を分析に用いた。

### 4 統計学的解析法

統計処理は、対応のあるt検定を用いた。また、各歩行因子との相関分析には、Pearsonの相関係数を用いた。なお、各統計処理において有意水準は5%とした。

## 2 結果

### 1 前向き歩行と後ろ向き歩行の歩行パラメーターの比較

前向き歩行と後ろ向き歩行を比較した結果、歩行速度（$p<0.01$）、ストライド長（$p<0.01$）、左脚立脚時間（$p<0.01$）、右脚立脚時間（$p<0.05$）、歩隔（$p<0.01$）の5項目に有意な差が認められた（**表5-1**）。

表5-1　前向き歩行と後ろ向き歩行の歩行パラメーターの比較

|  | 前向き歩行 | 後ろ向き歩行 |
|---|---|---|
| 歩行速度（cm/sec） | 118.7 ± 10.8 | 93.8 ± 12.3** |
| ストライド長（cm） | 126.3 ± 8.5 | 101.7 ± 10.2** |
| 右脚立脚時間（sec） | 0.6 ± 0.1 | 0.7 ± 0.1* |
| 左脚立脚時間（sec） | 0.6 ± 0.1 | 0.7 ± 0.1** |
| 歩隔（cm） | 17.4 ± 5.6 | 26.7 ± 6.5** |

平均±標準偏差　　**$p<0.01$　*$p<0.05$

### 2　前向き歩行と後ろ向き歩行の各歩行パラメーターの関連

　前向き歩行と後ろ向き歩行の各歩行因子の相関は、右脚立脚時間（$r=0.90$）、左脚立脚時間（$r=0.89$）、歩行速度（$r=0.66$）に有意（$p<0.01$）な相関が認められ、ストライド長（$r=0.29$）と歩隔（$r=0.07$）には有意な相関は認められなかった（表5-2）。

表5-2　前向き歩行と後ろ向き歩行の各歩行パラメーターの相関分析

|  | 相関係数 |
|---|---|
| 右脚立脚時間 | $r=0.90$** |
| 左脚立脚時間 | $r=0.89$** |
| 歩行速度 | $r=0.66$** |
| ストライド長 | $r=0.29$ns |
| 歩隔 | $r=0.07$ns |

**$p<0.01$　ns: not significant

## 3　考　察

　本研究の結果、健常者における後ろ向き歩行は前向き歩行と比べて、左右の立脚時間と歩隔は有意に増加し、歩行速度とストライド長は有意に減少した。大杉ら（2007）は、健常成人を対象に自由歩行速度で前向き歩行と後ろ向き歩行を比較している。その結果、歩行速度や歩幅、歩行率が後ろ向き歩行で有意に低下したと報告している。さらに、低下の傾向は歩幅に強く現れ、後ろ向き歩行では歩幅を大きく減少させることにより速度を制御していると述べている。本研究においても、ストライド長の減少に伴い歩行速度が低下し、先行研究と同様の結果であった。これらの原因として、前向き歩行と比較し視覚条件が異なり不慣れな動作となるほか、視

覚での情報が得られないため、安定した歩行を獲得できないことが考えられる。その補償として、歩隔を広げることで歩行の安定化を図ったものと推察した。

　また、前向き歩行と後ろ向き歩行の各歩行パラメーターにおける相関分析の結果、左右の立脚時間ならびに歩行速度に有意な相関が認められた。すなわち、前向き歩行の速度が速い者ほど後ろ向き歩行の速度も速く、立脚時間が短いことが確認された。理由として、歩行速度の上昇に伴い進行方向への重心移動が大きくなり、同時に高いバランス能力が必要となる。よって、歩行能力の高い者ほど後ろ向き歩行も安定した姿勢を保ちながら歩行できることが考えられる。一方、ストライド長と歩隔には有意な相関は認められなかった。この理由については明らかにできないが、後ろ向き歩行においてストライド長や歩隔といった距離因子による調節は画一的ではなく、個人差が大きいものと推察した。

　ただし、今回得られた結果は健常成人を対象としたものであり、バランス能力が低下している高齢者や小児に該当するとは限らない。今後は、対象とする年齢層を広げた研究が必要である。さらには、理学療法評価として後ろ向き歩行を評価する意義について検証することが課題である。

　なお、本研究の内容は、「坂本友梨恵, 村田 伸：歩行分析計を用いた健常成人の後ろ向き歩行の分析. ヘルスプロモーション理学療法研究 2 (2)：73-75, 2012」に掲載された論文に加筆・修正を加えたものである。

## 第2節 後ろ向き歩行の歩行パラメーターと筋活動の特徴

　歩行を中心とした身体活動量を増加させることは、メタボリックシンドロームなどの生活習慣病のリスクや加齢に伴うロコモティブシンドローム、認知症のリスクを低下させると報告されており（厚生労働省，2015）、健康の維持・増進を目的にウォーキングが全身トレーニングとして用いられている（日本ヘルスプロモーション理学療法学会，2014）。理学療法の分野では、正常歩行と異常歩行を対比させることで、機能的な阻害要因を推察し評価を行う。さらに、歩行は日常生活や移動手段として重要な動作であり、理学療法士の主要な治療対象の一つとなっている。また、近年では転倒予防教室やパーキンソン病患者に対する理学療法として後方歩行が取り入れられている（二階堂ら，2011）。後ろ向き歩行は、日常生活では反復・連続した動作になることは少ないが、引き戸を引く際や椅子に座る際、整容時の鏡に映る範囲調節をする際などに行われる。

　後ろ向き歩行に関する先行研究では、健常成人の後ろ向き歩行の特徴として、歩幅を減少させることで歩行速度や歩行比を制御することや（大杉ら，2007）、歩隔を広げて歩行の安定化を図ること（坂本ら，2012）などが報告されている。また、後ろ向き歩行では1歩行周期において筋機能の変換が行われており、筋活動パターンが前向き歩行と異なることが報告（本間ら，2013）されている。歩行は筋力や持久力、バランス能力など、種々の身体機能と関連し、それぞれが複合的に機能して遂行される動作である（大杉ら，2014）。ただし、これまでの前向き歩行と後ろ向き歩行を比較した先行研究では、歩行率と歩幅の調節を検討したもの（藤澤ら，2010）や、異なる歩行速度における筋活動の検討（本間ら，2013）が行われているが、歩行パラメーターと筋活動を同時に検討した先行研究は報告されていない。

　そこで本研究では、1歩行周期の歩行パラメーターと筋活動を同時に計測し、前向き歩行と後ろ向き歩行を運動学的視点から複合的に比較検討した。

## 1　対象と方法

### 1　対象

　対象は、K大学に所属する健常な女性15名とした。対象者の年齢は平均20.0 ± 1.1歳、身長は平均157.9 ± 5.3 cm、体重は平均49.5 ± 4.4 kgであった。対象者

には研究の趣旨と内容、得られたデータは研究の目的以外には使用しないこと、および個人情報の漏洩に注意することについて説明し、理解を得た上で協力を求めた。また、研究への参加は自由意思であることを口頭で説明し、同意を得た上で研究を開始した。

### 2 測定手順

測定は、前向き歩行と後ろ向き歩行の2条件における1歩行周期の歩行パラメーターと下肢の筋活動量を測定した。前向き歩行では「普段と同じ速さで歩いてください」、後ろ向き歩行では「振り向くことなく、目線はまっすぐに歩いてください」と口頭で指示した。歩行路は、全長8mで中間4m（幅1.5m）を分析区間とし、裸足で前向き歩行と後ろ向き歩行をランダムに測定した。

### 3 歩行パラメーターの測定方法

歩行パラメーターは、光学式歩行分析装置（Microgate社製 OPTOGAIT）を用いて測定した。OPTOGAITは2本1対のバーに高さ3mmの高感度光学センサーが搭載されており、バーから得られる信号によって、歩行パラメーターやジャンプ分析などが可能である。また、筋電計と同期させることによって、歩行時の立脚相および遊脚相を区別するためのフットスイッチとしても利用できる。本研究では、距離因子（歩幅、ストライド長）、速度因子（歩行速度）、時間因子（立脚時間、遊脚時間、両脚支持時間）、歩行率を測定項目とした。

### 4 筋活動の測定方法

筋活動量の測定には、表面筋電計テレマイオG2（Noraxson社製 TeleMyoG2）を用い、サンプリング周波数は1,500Hzに設定した。被験筋は大腿直筋、大腿二頭筋長頭、前脛骨筋、腓腹筋内側頭とし、電極貼付位置はPerotto（2003）の方法に従った。アース電極は腸脛靭帯に貼付し、電極間距離は2cmとした。

被験筋の最大随意収縮（Maximum Voluntary Contraction：MVC）を大腿直筋、大腿二頭筋長頭、前脛骨筋は徒手筋力検査法の記述（Helenら，2008）に従い、腓腹筋内側頭は右足つま先立ち最大底屈位（栗木ら，2014）で測定を行った。その後、前向き歩行と後ろ向き歩行の2条件で歩行時の筋活動量を測定した。

### 5 データの解析方法

データ解析は、解析ソフト（Noraxson社製 MyoResearchXP）を用い、20-500Hzの帯域通過フィルターを適用し、あらかじめ筋電信号からノイズを除去した。導出された電気信号は、全波整流処理を行った後、フットスイッチ（OPTOGAIT）のデータをもとに右下肢の立脚相と遊脚相に分け、1歩行周期を100％とした時間正規化を行い、積分筋電（Integrated Electromyogram：IEMG）を求めた（図5-1）。得られた立脚相および遊脚相のIEMGは、各筋のMVCの値を基準に正規化（％）した。

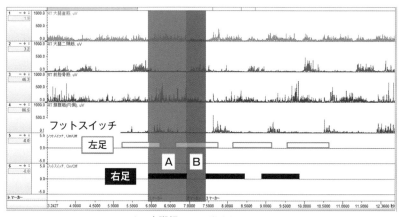

A：立脚相　B：遊脚相

図5-1　実際のフットスイッチと筋電波形

### 6 統計学的解析法

統計処理は、前向き歩行と後ろ向き歩行の歩行パラメーターおよび筋活動量の比較には、対応のあるt検定を用いた。なお、統計解析にはStat View（ver5.0）を用い、有意水準は5％とした。また、前向き歩行を基準とした後ろ向き歩行時の歩行パラメーターと筋活動量の割合を百分率で表した。

## 2　結　果

### 1 前向き歩行と後ろ向き歩行の歩行パラメーターの比較

前向き歩行と後ろ向き歩行の歩行パラメーターの比較を表5-3に示す。前向き

歩行では、歩行速度1.27 ± 0.13 m/sec、歩行率58.65 ± 4.03step/min、立脚時間0.65 ± 0.05秒、遊脚時間0.38 ± 0.02秒、両脚支持時間0.27 ± 0.04秒、歩幅64.05 ± 3.83cm、ストライド長129.38 ± 7.51cmであった。後ろ向き歩行は、歩行速度0.83 ± 0.16 m/sec、歩行率49.09 ± 7.45step/min、立脚時間0.83 ± 0.15秒、遊脚時間0.42 ± 0.07秒、両脚支持時間0.41 ± 0.11秒、歩幅49.94 ± 4.36cm、ストライド長100.94 ± 8.94cmであった。統計解析の結果、速度、歩行率、歩幅、ストライド長、立脚時間、遊脚時間、両脚支持時間に有意差（p<0.01）が認められた。後ろ向き歩行は前向き歩行と比べて、速度、歩行率、歩幅、ストライド長が有意に低下し、立脚時間、遊脚時間、両脚支持時間が有意に増加した（**表5-3**）。

表5-3　前向き歩行と後ろ向き歩行の歩行パラメーターの比較

|  | 前方歩行 | 後方歩行 | 有意確率 | 百分率 |
| --- | --- | --- | --- | --- |
| 速度（cm/sec） | 1.27 ± 0.13 | 0.83 ± 0.16 | p<0.01 | 65.3% |
| 歩行率（step/min） | 58.65 ± 4.03 | 49.09 ± 7.45 | p<0.01 | 83.7% |
| 立脚時間（秒） | 0.65 ± 0.05 | 0.83 ± 0.15 | p<0.01 | 127.7% |
| 遊脚時間（秒） | 0.38 ± 0.02 | 0.42 ± 0.07 | p<0.01 | 110.5% |
| 両脚時間（秒） | 0.27 ± 0.04 | 0.41 ± 0.11 | p<0.01 | 151.9% |
| 歩幅（cm） | 64.05 ± 3.83 | 49.94 ± 4.36 | p<0.01 | 78.0% |
| ストライド長（cm） | 129.38 ± 7.51 | 100.94 ± 8.94 | p<0.01 | 78.0% |

平均±標準偏差

### 2　前向き歩行と後ろ向き歩行時の下肢筋活動の比較

前向き歩行時の立脚相における筋活動は、大腿直筋13.89 ± 16.60%、大腿二頭筋30.13 ± 26.46%、前脛骨筋17.96 ± 8.21%、腓腹筋54.18 ± 24.35%であり、遊脚相では大腿直筋7.94 ± 8.65%、大腿二頭筋21.03 ± 16.85%、前脛骨筋19.38 ± 7.59%、腓腹筋29.18 ± 39.77%であった。後ろ向き歩行時の立脚相では大腿直筋19.90 ± 17.43%、大腿二頭筋18.02 ± 11.08、前脛骨筋30.96 ± 15.32%、腓腹筋44.31 ± 33.89%であり、遊脚相では大腿直筋8.46 ± 5.85%、大腿二頭筋35.05 ± 24.26%、前脛骨筋19.33 ± 7.08%、腓腹筋30.80 ± 26.73%であった。統計解析の結果、立脚相の大腿直筋（p<0.01）、前脛骨筋（p<0.01）、大腿二頭筋（p<0.01）、遊脚期の大腿二頭筋（p<0.05）に有意な差が認められ、後ろ向き歩行時には前向き歩行時と比べて、立脚相の大腿直筋と前脛骨筋、遊脚相の大腿二頭筋の筋活動は有意に高く、

立脚相の大腿二頭筋は有意に低かった。なお、立脚相の腓腹筋内側頭、遊脚相の大腿直筋、大腿二頭筋、腓腹筋内側頭の筋活動には有意差は認められなかった（**表5-4**）。

表5-4　前向き歩行と後ろ向き歩行の筋活動量の比較

|  |  | 前方歩行 | 後方歩行 | 有意確率 | 百分率 |
|---|---|---|---|---|---|
| 立脚相 | 大腿直筋（%） | 13.89 ± 16.60 | 19.90 ± 17.43 | p<0.01 | 143.3% |
|  | 大腿二頭筋（%） | 30.13 ± 26.46 | 18.02 ± 11.08 | p<0.01 | 59.8% |
|  | 前脛直筋（%） | 17.96 ± 8.21 | 30.96 ± 15.32 | p<0.01 | 172.4% |
|  | 腓腹筋（%） | 54.18 ± 24.35 | 44.31 ± 33.89 | ns | 81.8% |
| 遊脚相 | 大腿直筋（%） | 7.94 ± 8.65 | 8.46 ± 5.85 | ns | 106.5% |
|  | 大腿二頭筋（%） | 21.03 ± 16.85 | 35.05 ± 24.26 | p<0.05 | 166.7% |
|  | 前脛直筋（%） | 19.38 ± 7.59 | 19.33 ± 7.08 | ns | 99.7% |
|  | 腓腹筋（%） | 29.18 ± 39.77 | 30.80 ± 26.73 | ns | 105.6% |

平均±標準偏差　ns：not significant

## 3　考　察

　後ろ向き歩行は日常生活のみならず、パーキンソン病患者（二階堂ら，2011）や脳卒中患者（Yangら，2005）、小児（牛尾，2002）に対する理学療法で用いられている。本研究は、一歩行周期の歩行パラメーターと筋活動を同時に計測し、前向き歩行と後ろ向き歩行を比較した。その結果、健常成人における後ろ向き歩行は、前向き歩行と比較して歩行速度、歩行率、歩幅、ストライド長は有意に減少し、立脚時間、遊脚時間、両脚支持時間は有意に増加した。大杉ら（2007）は自由歩行による前向き歩行と後ろ向き歩行を比較した結果、歩幅、速度、歩行率は有意に減少したことを報告している。また、歩幅が大きく減少することによって速度を制御していることが報告されており、本研究においても同様の結果が認められた。時間因子に関しては、速度が低下すると立脚時間や遊脚時間、および両脚支持時間が増加する（月城ら，2010）。後ろ向き歩行の歩幅が短縮する要因として、不慣れであることや進行方向の視覚情報獲得が困難であることが考えられる（坂本ら，2012）。本研究でもこれらの見解を支持する結果となった。

　一方、筋活動量については、後ろ向き歩行時は前向き歩行時と比べて、立脚相の大腿直筋と前脛骨筋、遊脚相の大腿二頭筋に有意な増加が認められ、立脚相の大腿

二頭筋の活動に有意な減少が認められた。前向き歩行は、立脚初期に大腿二頭筋が遠心性収縮として働くことで股関節の屈曲モーメントを制御し、動的な安定性と前方への動きを可能にしている（月城ら，2010）。これに対して後ろ向き歩行の場合、進行方向が逆方向となり、股関節の伸展モーメントの制御が必要となる。そのため、動的安定性や進行方向の推進力獲得の役割を大腿直筋が担うことで、大腿直筋の筋活動量が増加したと推察した。また、立脚相の前脛骨筋の活動が高まったのは、本間ら（2013）が報告しているように、効率的に推進力を獲得するために足関節を過度に背屈させようとした結果、前脛骨筋の活動を増加させたと考えられる。

　遊脚相においてフットクリアランスを確保することは重要である。フットクリアランスの確保には、とくに股関節、膝関節、足関節が関与するため、前向き歩行では股関節屈曲、膝関節屈曲、足関節背屈をさせる必要がある。後ろ向き歩行の場合、膝関節、足関節は前向き歩行と同じ関節運動であるが、股関節は進行方向が逆になるため伸展が必要になる。しかし、股関節伸展の可動域は屈曲に比べて極めて小さいため、前向き歩行よりもフットクリアランスの確保が難しくなる（Myattら，1995）。このことから、遊脚相の大腿二頭筋が有意に増加した要因として、膝関節の屈曲角度を増大させ、同時に股関節が屈曲位から伸展位に移行する際の後方への振り出しをサポートするためと考えられる。

　これらの知見から、後ろ向き歩行では前向き歩行に比べて歩行速度や歩行率を低下させて安定性を高めていることが示唆された。また、1歩行周期での筋活動量においても前向き歩行と相違が認められ、後ろ向き歩行の運動学的特徴が明らかとなった。ただし、本研究は健常若年者を対象に平地での条件下で行った研究であるため、転倒の危険性が高い高齢者においても同様の結果が示されるとは限らない。今後は高齢者を対象とした検討や坂道、不整路面などの様々な歩行条件下で検討していくことが必要である。

　なお、本研究の内容は、「阪本昌志，村田　伸，小澤実奈，他：後方歩行の歩行パラメーターと筋活動の特徴－健常成人を対象とした検討－．ヘルスプロモーション理学療法研究 5（4）：185-189, 2016」に掲載された論文に加筆・修正を加えたものである。

# 第6章 二重課題が歩行パラメーターに及ぼす影響

第1節　二重課題が地域在住高齢者の歩行パラメーターに及ぼす影響 ………… 102
第2節　歩きスマホが歩行に及ぼす影響 …………………………………………… 108

## 第1節　二重課題が地域在住高齢者の歩行パラメーターに及ぼす影響

　わが国の総人口は、2015年5月1日現在で1億2683万人、そのうち65歳以上の高齢者人口は過去最高の3384万人となり、総人口に占める高齢化率は26.7％となった（総務省統計局, 2016）。高齢化は今後も進み、2025年には高齢化率が30.3％、2042年には高齢化率が39.4％となりピークを迎えることが予想されている（厚生労働省, 2016）。高齢者が寝たきりや要介護状態に陥る原因の一つは、転倒とそれによる骨折である（鈴木, 2003；川上ら, 2006）。一度転倒すると、再び転倒するのではないかという不安により（Tinettiら, 1990）、活動が制限されて生活の質（quality of life；QOL）を低下させることにもなり得る（Holandら, 1993）。したがって、高齢化が進んでいるわが国にとって、転倒予防は重要な課題となっている。

　転倒に関する調査・研究は繰り返し行われており、これまでにも多くの転倒要因が明らかとなっている。そのなかで、近年注目されているのが二重課題（dual-task）条件下でのパフォーマンステストである。Lundin-Olssonら（1997）は、歩行中に話しかけられると立ち止まってしまう高齢者は、転倒しやすいことを報告した。二重課題では、要求される2つの課題への注意を適切に分配しながら、課題を遂行することが求められる。その際に重要な働きをするのが前頭連合野の注意分散機能である。この機能は、加齢に伴って注意資源量が減少することや（島ら, 2009）、注意の抑制が困難になるため（Hasherら, 1998）、同時に複数の課題を遂行するパフォーマンスが低下し、転倒要因になると考えられている。Lundin-Olssonら（1997）の報告以後、高齢者は若年者と比較して二重課題条件下での歩行速度や安定性の低下、姿勢動揺が増大することなどが報告（Beauchetら, 2005；Hollman, 2004；Schrodtら, 2004；Woolacottら, 2002）されてきた。

　二重課題を用いた研究では、歩行速度や歩幅、歩行時間に関する報告は散見されるが、二重課題条件下での立脚時間や歩隔など、詳細に歩行パラメーターの特徴を明らかにした研究は見当たらない。そこで本研究は、高齢者における二重課題条件下での歩行の特徴について、通常歩行との比較から検討した。

## 1　対象と方法

### 1　対　象

　本研究ではY市に居住し、同市で実施している介護予防・生きがい対策事業（生きがいサークル）に登録している高齢者に体力測定会の開催を告知し、参加の意思表示を示した60歳以上で、日常生活が自立した女性高齢者35名を対象とした。対象者の年齢は平均72.5 ± 6.2歳、身長は150.1 ± 4.4cm、体重は50.0 ± 6.8kgであった。認知機能の指標であるmini mental state examination（MMSE）は27.9 ± 2.4点であった。

　また、対象者はY市が主催しているサークル活動に自主的に参加しており、徒歩や自転車で会場に来ることができる活動的な高齢者である。全例とも、後述する暗算課題（100から順次2を引く暗算）が実施可能な者を対象とした。対象者には研究の趣旨と内容、得られたデータは研究の目的以外で使用しないこと、および個人情報の漏洩に注意することについて説明し、理解を得たうえで協力を求めた。また、研究への参加は自由であり、被験者にならなくとも不利益にならないことを口頭と書面で説明し同意を得た。

### 2　歩行パラメーターの測定方法

　課題を与えない最適速度での歩行（通常歩行）と、歩行（主課題）を行いながらもう1つの課題（第2課題）を遂行する二重課題歩行の2条件における歩行パラメーターを測定した。対象者には、開始地点から10m先の終了地点までを最適速度による歩行を指示し、その中央2.4mの区間の歩行パラメーターをシート式足圧接地足跡計測器ウォークway（アニマ社製）で測定した。ウォークwayはシート上を歩行することによって、ヒトの歩行解析に必要な歩行速度や歩幅、歩行率などの歩行パラメーターを収集する機器である。測定するシートは800mm × 2,400mmの薄型シート形状で、14,000ポイントのセンサーが埋め込まれている。なお、シートは歩行情報を解析するノートパソコンと接続している。

### 3　二重課題の実施方法

　歩行を行いながら与えた課題は、80から順次2を引く暗算とした（暗算課題）。この課題は難易度が比較的低く、認知機能が低下している高齢者であっても解

答可能と考えられた(Voelcker-Rehage ら,2007)。全例とも、二重課題歩行の測定前に練習として坐位で 100 から開始する暗算課題を行った。なお、二重課題歩行の際には、開始地点から終了地点まで暗算課題を続けることを指示し、立ち止まってしまった場合には再度測定を実施した。なお、暗算課題は注意を歩行以外の対象へ向けさせるための課題であるため、課題の正確性は重要としなかった。しかし、誤解答が多い場合には、注意を暗算課題に向けられていない可能性を考慮し、再度測定を行うこととした。

### 4 測定手順

通常歩行と二重課題歩行の順序は転倒のリスクを考慮し、難易度の低い通常歩行を先に行い、次いで二重課題歩行を行った。なお、二重課題歩行は課題に対する学習効果が認められる可能性が考えられることから、通常歩行および二重課題歩行は1回のみ測定した。歩行パラメーターは歩行速度(cm/sec)、歩行率(steps/min)、ストライド長(cm)、立脚時間(sec)、両脚支持時間(sec)、歩幅(cm)、歩隔(cm)、つま先角(°)を測定項目とした。なお、立脚時間、両脚支持時間、歩幅、歩隔、つま先角については、左右の平均値を代表値とした。

### 5 統計学的解析法

通常歩行と二重課題歩行の各歩行パラメーター(歩行速度、歩行率、ストライド長、立脚時間、両脚支持時間、歩幅、歩隔、つま先角)の比較には、対応のあるt検定を用いて解析した。統計解析にはSPSS 21.0(IBM社製)を用い、有意水準を5%とした。また、通常歩行を基準(100%)とした二重課題歩行時の歩行パラメーターの変化率を百分率で算出し、通常歩行と二重課題歩行のそれぞれの歩行パラメーターにおける変化の大きさを比較した。

## 2 結 果

通常歩行と二重課題歩行の各歩行パラメーターの結果を**表6-1**に示す。二重課題歩行の歩行速度(平均±標準偏差:73.8 ± 26.9cm/sec)、歩行率(91.0 ± 26.1steps/min)、歩幅(47.9 ± 7.7cm)、ストライド長(96.9 ± 14.4cm)は、通常歩行(それぞれ106 ± 17.1cm/sec、119.8 ± 11.1steps/min、53.3 ± 5.6cm、106.6 ± 11.1cm)よりも有意に減少した($p<0.01$)。また、二重課題歩行の立脚時間(1.0 ± 0.4sec)と両脚支

持時間（0.2 ± 0.1sec）は、通常歩行（それぞれ 0.6 ± 0.1sec、0.1 ± 0.1sec）よりも有意に増加した（p<0.01）。ただし、歩隔とつま先角には有意差は認められなかった。これらの結果を百分率でみると、二重課題歩行の歩行パラメーターは通常歩行と比べて、距離因子の歩幅が 89.9%、ストライドが 90.9% に減少し、時間因子の立脚時間は 166.6%、両脚支持時間は 200% に増加した。

表6-1　通常歩行と二重課題条件下での歩行パラメーターの比較

|  | ST歩行 | DT歩行 |  | 百分率 |
| --- | --- | --- | --- | --- |
| 歩行速度（cm/sec） | 106.7 ± 17.1 | 73.8 ± 26.9 | ** | 69.1% |
| 歩行率（step/min） | 119.8 ± 11.1 | 91.0 ± 26.1 | ** | 76.0% |
| 歩幅（cm） | 53.3 ± 5.6 | 47.9 ± 7.7 | ** | 89.9% |
| ストライド長（cm） | 106.6 ± 11.1 | 96.9 ± 14.4 | ** | 90.9% |
| 立脚時間（sec） | 0.6 ± 0.1 | 1.0 ± 0.4 | ** | 166.0% |
| 両脚支持時間（sec） | 0.1 ± 0.1 | 0.2 ± 0.1 | ** | 200.0% |
| 歩隔（cm） | 6.0 ± 2.0 | 6.6 ± 2.6 | n.s | ― |
| つま先角（°） | 3.8 ± 4.7 | 2.8 ± 5.4 | n.s | ― |

平均±標準偏差　　**p<0.01　ns: not significant
百分率：ST歩行を基準（100%）としたDT歩行時の歩行パラメータの割合
ST：Single-task
DT：Dual-task

## 3　考　察

　本研究は、地域在住高齢者の通常歩行と二重課題歩行の歩行パラメーターを比較し、二重課題歩行が歩行パラメーターに与える影響について検討した。その結果、二重課題歩行は通常歩行と比べて、歩行速度と歩行率は有意に低下し、歩幅やストライド長は有意に短縮した。一方、立脚時間と両脚支持時間は有意に延長した。Beauchet ら（2005）は、虚弱高齢者の通常歩行と二重課題歩行について検討している。その結果、二重課題歩行では歩行速度が低下し、歩容が悪化することを報告している。また松田ら（2005）は、脳血管障害者の計算課題が歩行に与える影響について検討し、計算課題が加わると歩幅が短縮することを報告している。ただし、通常歩行と二重課題歩行との間に有意差を認めたとするこれらの先行研究は、虚弱高齢者（Beauchet ら，2005）や脳血管障害者（松田ら，2005）を対象としたものである。本研究において、自立生活を送っている地域在住高齢者を対象としても、先行研究と同様の結果が認められた。

立脚時間、遊脚時間および両脚支持時間が延長すると、歩行速度は低下する（Andriacchiら, 1977）。また、歩行速度が低下すると、歩幅およびストライド長が短縮し、歩行率は低下する（Perryら, 2012）。本研究において、通常歩行に比べて二重課題歩行では、歩幅が11％およびストライド長が10％短縮した。二重課題歩行では姿勢動揺の増大がみられ（Hollmanら, 2004）、歩行中の安定性を向上させるために股関節の可動域を減少させて、モーメントアームを短くし、力学上の需要を減少させる（Longら, 2011）。本研究においても、歩行の不安定性を代償するために股関節の可動域を減少させて、歩幅とストライド長を短縮させたものと推察した。

　安藤ら（1995）は、快適歩行と低速歩行の歩行分析を行い、低速歩行が快適歩行に及ぼす影響について、所要時間の延長に伴って歩幅や歩行率の減少が認められたと報告している。さらに、高齢者では速い歩行速度が要求されると、歩幅よりも歩行率を増加させる傾向がある（市橋, 2008）。本研究において通常歩行に比べて二重課題歩行では、歩行率が24％の減少に対して、歩幅は11％の減少にとどまった。本研究の結果からも、二重課題歩行中の歩行速度の低下には、歩幅の減少よりも歩行率の低下のほうがより関係するのかもしれない。

　通常歩行に比べて二重課題歩行では、立脚時間は66％の増加、さらに両脚支持時間は2倍に増加し、本研究で測定した歩行パラメーターのなかでも時間因子である立脚時間と両脚支持時間の変化が著しい。歩幅およびストライド長との変化率を比較すると、歩行速度の低下の要因として、距離因子よりも時間因子の影響が大きいことが分かる。二重課題歩行では歩行速度が低下するだけでなく、安定性の低下や不規則な歩行リズムとなることが報告されている（Hollmanら, 2004）。また二重課題歩行では、同時に複数の課題に対し、適切な量の注意を向けるという注意の分配機能が求められる。本研究において、計算課題への注意が強制されると、計算課題へ注意が向けられ、相対的に歩行への注意量が減少し、二重課題条件下での歩行に必要となる注意量が適切に分配されないことで、立脚時間と両脚支持時間が延長したものと考えられる。

　一方、二重課題歩行中は両足の間隔をとり、足部を外側へ向けることで支持基底面を広げ、歩行中のバランスを確保するものと予測したが、歩隔とつま先角には通常歩行と二重課題歩行で有意差が認められなかった。二重課題歩行中のバランスの低下に対して、歩隔とつま先角を増大させ、左右の支持基底面を確保することよりも、歩幅とストライド長を短縮させ、立脚時間と両脚支持時間を延長させることで歩行の安定性を補ったものと推察した。

　これらの知見から、地域在住高齢者において、二重課題歩行では歩行速度、歩行率、歩幅、ストライド長、立脚時間、両脚支持時間といった歩行パラメーターに影響

を及ぼすことが示された。すなわち、二重課題歩行中のバランスの低下に対応するために、下肢の振り出しを慎重に行った結果、歩行率、歩幅、ストライド長が減少し、立脚時間、両脚支持時間が増加したことにより歩行速度が低下することが示唆された。また、二重課題歩行における歩行速度の低下の要因として、距離因子より時間因子が大きく関わっていることが明らかとなった。

　なお、本研究の内容は、「飯田康平, 村田　伸, 井内敏揮, 他：二重課題が地域在住高齢者の歩行パラメータに及ぼす影響. ヘルスプロモーション理学療法研究 6（3）：127-131, 2016」に掲載された論文に加筆・修正を加えたものである。

## 第2節　歩きスマホが歩行に及ぼす影響

　わが国では、2008年にスマートフォンが発売されて以来、その普及率は急速に増加した（総務省, 2015）。今後もスマートフォンの普及率は、さらに増加していくものと考えられる。スマートフォンのメリットは、パソコンの利用環境に近い情報処理能力を有し、使用者が自ら利用する機能やアプリケーションを都合に合わせて取捨選択することができる点にある（新保, 2012）。一方、デメリットとしては、インターネットへの依存によって睡眠が妨げられたり、学習に支障をきたす（大谷, 2014）。また、スマートフォンの使用中に人や物にぶつかった経験がある人が多いという報告（MMD研究所, 2015）もある。このことから、NTT docomo（2015）では、歩きながらの携帯電話使用を「歩きスマホ」という言葉で定義し、注意喚起したことから歩きスマホの危険性が周知されるようになってきた。しかし、現在でも歩きスマホによる事故やトラブルは減少していない（日本経済新聞, 2015）。

　歩きながらのスマートフォン操作は二重課題の動作であり、この二重課題を処理することは、動的バランス能力の低下や情報処理能力の低下につながり、転倒のリスクを高めるという報告（Hyong, 2015）がある。ほかにも、歩行中の携帯電話使用に関するいくつかの研究が行われている。例えば、Hymanら（2010）は携帯電話で会話しながら歩くことで、歩行速度の低下や進行方向を変更する回数が増加することを報告し、増田ら（2015）はフィーチャーフォンに比べて、スマートフォンは歩行ルートからの逸脱回数が有意に多かったと報告している。

　これまでの研究は、歩きスマホによって転倒リスクが高まることや歩行ルートの逸脱などの現象を捉えたにすぎず、歩きスマホが歩容に及ぼす影響を科学的に検討したとはいいがたい。そこで本研究の目的は、歩行分析装置ウォークWayを用いて、通常歩行と歩きスマホの歩行パラメーターを測定し、歩きスマホが歩容にどのような影響を及ぼすのかを明らかにすることである。

## 1　対象と方法

### 1　対　象

　対象は、K大学理学療法学科に所属する健常成人28名（男性16、女性12名）とした。平均年齢は20.3 ± 0.6歳（平均値 ± 標準偏差）、平均身長は164.8 ± 6.4 cm、平均体重は58.7 ± 8.9kgであった。歩きスマホの頻度については、普段歩きス

マホを頻繁に行っている人が24名（85％）、あまりしない人が4名（15％）であった。対象者に本研究の趣旨および内容について説明し、理解を得た上で協力を求めた。また、研究への参加は自由意思であることを口頭で説明し、参加同意を得た上で研究を実施した。

### 2　歩行パラメーターの測定方法

　歩行を分析する測定機器は、アニマ社製のシート式足圧接地足跡計測器ウォークWay MW-1000を使用した。ウォークWayは、ヒトの歩行分析に必要な空間パラメーター（歩幅、歩隔、足角など）と時間パラメーター（歩行速度、立脚時間など）について、シート上を歩行することで収集するシステムである。このシステムでは、片側の足が着床してから反対の足が着床するまでの距離を歩幅、片側の足の着床位置と反対側足の着床位置との幅を歩隔、進行方向に対してのつま先の開き角を足角として計測する。歩行シートのサイズは、長さ2,400mm、幅800mm（センサーシート部600mm×600mm、厚さ5mm）であり、センサー空間分解能は10mm×10mm、測定ポイント数は14,000ポイントである。なお、シートは歩行情報を分析するノートパソコンと接続している。

### 3　測定手順

　対象者には、通常歩行と歩きスマホの2つの条件でシート上を歩いてもらった（図6-1）。歩行開始時と歩行終了時の加速と減速、および歩きスマホの文字を考えて打つ時間を考慮して20mの歩行路を設定し、その中間地点の2.4mを測定区

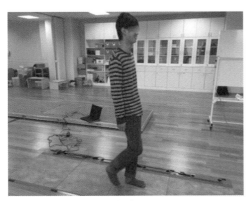
通常歩行

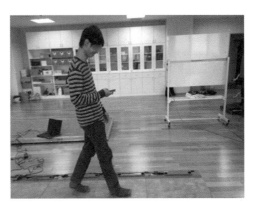
歩きスマホ

図6-1　歩行中の様子

間とした。なお、すべての対象者において、ウォークWayは同一場所に設置した。手順は、測定前に測定区間外の約20 mを通常歩行の練習で歩いてもらい、その後2パターン（A：通常歩行を行ったあと歩きスマホ B：歩きスマホを行ったあと通常歩行）に区分し交互に施行した。なお、通常歩行は「普通に前方を向いた状態で歩いてください」、歩きスマホは「メール画面で筋肉の名称を平仮名でできるだけたくさん打ちながら歩いてください」と口頭で指示した。歩きスマホの運動課題として、20mの歩行中に、1回目は上肢の筋肉名、2回目は下肢の筋肉名を対象者自身が考え平仮名で打ってもらい、入力した文字数を記録した。なお、スマートフォンに文字を打つという課題は、歩きスマホが歩行に及ぼす影響を検討するためであり、文字数は重要視しなかった。測定はそれぞれ2回実施し、歩行速度、歩幅、ストライド長、歩隔、立脚時間、両脚支持時間、足角の左右の平均値を抽出した。

### 4 統計学的解析法

統計処理は、通常歩行と歩きスマホの1回目と2回目の測定値の再現性について、それぞれ級内相関係数（Intraclass correlation coefficients：以下ICC）を用いて分析した。通常歩行と歩きスマホの歩行パラメーター（歩行速度、歩幅、ストライド長、歩隔、足角、立脚時間、両脚支持時間）の比較には、対応のあるt検定で解析した。なお、統計解析ソフトSPSS21.0（IBM社製）を用い、有意水準は5%とした。

## 2 結　果

### 1 通常歩行と歩きスマホの歩行パラメーターの再現性

通常歩行と歩きスマホの1回目と2回目における歩行パラメーターの再現性は、通常歩行で0.77〜0.97（**表6-2**）、歩きスマホで0.65〜0.94（**表6-3**）であった。

表6-2 通常歩行における各歩行パラメーターの再現性

|  | 実測値 | | ICC | 95%信頼区間 | | 有意水準 |
|---|---|---|---|---|---|---|
|  | 1回目 | 2回目 |  | 下限値 | 上限値 |  |
| 歩行速度（cm/sec） | 134.2 ± 14.4 | 136.5 ± 15.7 | 0.78 | 0.58 | 0.89 | 0.00 |
| 歩幅（cm） | 66.7 ± 5.9 | 67.1 ± 6.6 | 0.83 | 0.67 | 0.92 | 0.00 |
| ストライド長（cm） | 133.3 ± 11.9 | 134.2 ± 13.2 | 0.83 | 0.67 | 0.92 | 0.00 |
| 立脚時間（sec） | 0.6 ± 0.0 | 0.6 ± 0.0 | 0.84 | 0.69 | 0.92 | 0.00 |
| 両脚支持時間（sec） | 0.1 ± 0.0 | 0.1 ± 0.0 | 0.77 | 0.56 | 0.88 | 0.00 |
| 歩隔（cm） | 7.8 ± 3.3 | 7.7 ± 2.6 | 0.83 | 0.67 | 0.92 | 0.00 |
| 足角（°） | 0.1 ± 4.6 | -0.0 ± 4.9 | 0.97 | 0.93 | 0.98 | 0.00 |

表6-3 歩きスマホにおける各歩行パラメーターの再現性

|  | 実測値 | | ICC | 95%信頼区間 | | 有意水準 |
|---|---|---|---|---|---|---|
|  | 1回目 | 2回目 |  | 下限値 | 上限値 |  |
| 歩行速度（cm/sec） | 111.6 ± 13.0 | 111.3 ± 14.4 | 0.74 | 0.52 | 0.87 | 0.00 |
| 歩幅（cm） | 59.3 ± 4.9 | 59.5 ± 5.4 | 0.79 | 0.59 | 0.89 | 0.00 |
| ストライド長（cm） | 118.5 ± 9.8 | 119.1 ± 10.8 | 0.79 | 0.59 | 0.89 | 0.00 |
| 立脚時間（sec） | 0.7 ± 0.1 | 0.7 ± 0.1 | 0.82 | 0.65 | 0.91 | 0.00 |
| 両脚支持時間（sec） | 0.1 ± 0.0 | 0.1 ± 0.0 | 0.65 | 0.38 | 0.82 | 0.00 |
| 歩隔（cm） | 8.9 ± 3.5 | 8.0 ± 3.9 | 0.86 | 0.72 | 0.93 | 0.00 |
| 足角（°） | -0.5 ± 5.6 | -0.1 ± 6.1 | 0.94 | 0.89 | 0.97 | 0.00 |

## 2 通常歩行と歩きスマホの歩行パラメーターの比較

　歩きスマホの歩行速度（111.4 ± 12.8cm/sec）、歩幅（59.2 ± 2.8cm）、ストライド長（111.8 ± 9.7cm）は、通常歩行（それぞれ135.3 ± 14.2cm/sec、66.9 ± 6.0cm、133.8 ± 12.0cm）よりも有意に減少した（p<0.01）。また、歩きスマホの立脚時間（0.7 ± 0.1sec）、両脚支持時間（0.1 ± 0.0sec）は、通常歩行（各々 0.6 ± 0.0sec、0.1 ± 0.0sec）よりも有意に増加した（p<0.01）。歩きスマホの歩隔（8.7 ± 3.6cm）は、通常歩行（7.7 ± 2.8cm）と比べて有意ではないが、増加傾向を示した（p<0.1）。ただし、足角には有意差が認められなかった（**表 6-4**）。

表6-4　通常歩行と歩きスマホの歩行パラメーターの比較

| | 通常歩行 | 歩きスマホ |
|---|---|---|
| 歩行速度（cm/sec） | 135.3 ± 14.2 | 111.4 ± 12.8 ** |
| 歩幅（cm） | 66.9 ± 6.0 | 59.2 ± 2.8 ** |
| ストライド長（cm） | 133.8 ± 12.0 | 118.8 ± 9.7 ** |
| 立脚時間（sec） | 0.6 ± 0.0 | 0.7 ± 0.1 ** |
| 両脚支持時間（sec） | 0.1 ± 0.0 | 0.1 ± 0.0 ** |
| 歩隔（cm） | 7.7 ± 2.8 | 8.7 ± 3.6 † |
| 足角（°） | 0.2 ± 4.8 | -0.3 ± 5.8 ns |

平均±標準偏差　　**p<0.01　　†：p<0.1　　ns: not significant

## 3　考　察

　再現性の検討は、同一条件で同一テストを2回実施して、その測定誤差の少なさから評価されることが多い（対馬，2007）。これまでに、ICC は 0.9 以上が優秀、0.8 以上が良好、0.7 以上が普通、0.6 以上が可能、0.6 未満が要再考という基準（桑原ら，1993；谷，1997）で解釈されている。本研究では、歩行パラメーターの ICC が通常歩行は 0.77 〜 0.97、歩きスマホは 0.65 〜 0.94 であり、すべての測定値で良好な再現性が確認された。

　通常歩行と歩きスマホの各歩行パラメーターを比較した結果、通常歩行に比べて歩きスマホの歩幅とストライド長は有意に減少した。上田ら（2009）は、通常歩行と水の入ったコップをこぼさずに歩くという課題を比較した場合、歩行速度、股関節の上下動、歩幅において有意に減少することを報告している。重心の上下移動は、重力に抗する仕事として表され、歩行のエネルギー消費の大半を占める（中村ら，2013）。歩行では、重心の上下移動を最小限にするために、足・膝・股関節の運動協調性を維持する能力に依存する。また、歩行中における上肢の振りが果たす役割は、骨盤の回旋の反作用として働き、歩行中の身体の回旋を最小限にしている（Perryら，2012）。本研究においても、スマートフォンの文字を打つ際、頭部（眼球）と端末をもった上肢を固定するために上下の重心移動を小さくしたことから、歩幅とストライド長が減少したと考えられる。

　歩きスマホの立脚時間と両脚支持時間は、通常歩行より有意に増加した。大杉ら（2014）は、筋力やバランス能力が立脚時間や歩隔と有意な負の相関を示したと報告している。このことから、本研究でも二重課題により歩行中のバランスが低下し、立脚時間と両脚支持時間を延長させて前後方向の支持基底面を広げ、同時に歩隔を

増加させて左右方向への支持基底面を確保することで安定性を補ったものと推察した。

　歩隔は、歩きスマホにおいて増加傾向が認められた。Yahyaら（2009）は、若年者における二重課題条件下での歩行中の歩隔について、運動課題のみの条件で9.1cm、二重課題条件下では10.1cmに増加したと報告している。また相馬ら（2011）は、二重課題条件下での障害物を跨ぐ際には歩隔を増加させ、歩幅を減少させることで調節すると述べている。本研究において、二重課題である歩きスマホは通常歩行に比べ、歩幅の有意な減少と歩隔の増加傾向が認められたことは、先行研究の結果と一致した。

　歩きスマホ中の歩行速度は、通常歩行より有意に低下した。歩行速度の低下は、歩行中の安定を保つために生じるとの報告（Demura, 2010）がある。本研究では、スマートフォン操作により、上肢の動きが制動されたことによって骨盤の回旋が増大し（Perryら, 2012）、歩行中のバランスが低下したために、歩行速度が低下したものと推察した。多くの歩行パラメーターがあるなかでも、歩行速度の注目度は高い。最近では、歩行時の負荷を指数で示す簡便な方法としてPhysiological Cost Index（PCI）が利用されている（竹井ら, 1993）。PCI（beats/meter）は、｛歩行時心拍数（beats/min）－安静時心拍数（beats/min）／歩行速度（meter/min）｝で求められる。廣瀬ら（2013）は、通常歩行と低速歩行を比較した結果、PCIは低速歩行の方が高く、通常歩行に比べ歩行時の負荷が高いことを報告している。本研究ではPCIを測定していないため明確にはできないが、歩きスマホ中の歩行速度の低下は、歩行時のエネルギー消費が大きく、歩行効率の低下につながると推察した。

　なお、歩きスマホ中は足部が外側を向くことで支持基底面を広げ、安定性を確保するものと予測したが、足角には有意差が認められなかった。安彦ら（2013）は、歩行中の自動的な上肢の固定が、上肢と体幹のバランスを低下させ、その代償として歩行速度と歩幅を減少させることでバランスを制御すると述べている。本研究においても、歩きスマホにより低下したバランスを保持するために歩行速度が低下し、歩幅が減少したことから、足角の有意な変化が認められなかったものと推察した。

　これらの知見より、健常成人の通常歩行と歩きスマホの歩行パラメーターを比較した結果、歩行速度や歩幅などに有意な差が認められた。すなわち、歩きスマホでは歩幅やストライド長が短縮し、立脚時間や両脚支持時間が延長することで、歩行速度が低下することが明らかとなった。本研究では歩きスマホの文字を打つ際に、両手での入力動作と片手での入力動作の統一はせず、普段行っている方法で行うよう指示した。上肢の入力動作（両手か片手か）が歩行パラメーターに影響を及ぼすことが予測されるが、統一できないことが本研究の限界である。また、障害物のな

い安全な場所で測定を行ったが、実際歩きスマホを行うのは、街中や人混みなど障害物のあるところで行うことが多い。そのため、段差や凹凸のある道などの悪路、または人や物の障害物があった際に、歩容がどのように変化するかについては明らかにできていない。したがって、より実践的な歩行分析の検討が今後の課題である。

　なお、本研究の内容は、「中村　葵, 村田　伸, 飯田康平, 他：歩きスマホが歩行に及ぼす影響について．ヘルスプロモーション理学療法研究6(1)：35-39, 2016」に掲載された論文に加筆・修正を加えたものである。

# 第7章 虚弱高齢者の歩行分析

第1節 転倒経験高齢者の歩容の特徴 …………………………………… 116
第2節 抑うつ傾向にある高齢者の歩容の特徴 ………………………… 123

## 第1節　転倒経験高齢者の歩容の特徴

　高齢者の要介護状態や寝たきりを引き起こす主な原因の一つは骨折であり、その骨折の多くが転倒によって生じる（鈴木, 2003）。転倒の要因は、大きく身体的な要素である内的要因と、不適切な環境などに起因する外的要因に分けられる（日本ヘルスプロモーション理学療法学会, 2014）。これまでに、転倒を引き起こす要因分析が多くの研究者によって行われている。例えば、大腿四頭筋筋力（金ら, 2001）や足趾把持力（村田ら, 2005）などの下肢筋力の低下、片脚立位保持能力（村田ら, 2006；村田ら, 2006）や functional reach test（Duncan ら, 1992）などのバランス能力の低下、活動能力の低下（鈴木ら, 1999）や歩行能力の低下（鈴木ら, 1999；Quach ら, 2011）などが転倒の関連要因として報告されている。

　転倒を引き起こす状況は様々であるが、転倒時の動作状況を調査した研究（眞野, 1999）によると、その多くが歩行中に発生している。歩行動作には、その機能の低下が転倒要因とされる下肢筋力やバランス能力が複合的に関与する。その下肢筋力やバランス能力は老化の影響を強く受けるため、高齢者の歩容は変化し歩行能力も低下する（出村ら, 2011）。高齢者では、若年者と比べて歩行速度が低下するほか、歩幅の減少、歩隔の増大、両脚支持時間の延長などが認められる（出村ら, 2011）。

　高齢者の歩行能力と転倒との関連を調査した研究は、歩行速度の測定を中心に行われてきた。Quach ら（2011）は、歩行速度の低下が転倒を予測できると報告したが、Hausdorff ら（2001）は1年間の前向き研究の結果、転倒経験群と未経験群の歩行速度には有意差が認められなかったと報告し、必ずしも一定の見解が得られていない。最近では、転倒リスクの評価として歩行中の不安定性を評価する歩行変動が注目されている。歩行変動とは、1歩行周期から次の1歩行周期に要する時間やその際に生じる変化の変動であり、標準偏差を平均値で除した変動係数で表される（Gabell ら, 1985）。転倒経験者では、この1歩行周期時間の変動が非転倒群と比較すると大きいことが明らかとなっている（Hausdorff, 2001；三好ら, 2011）。ただし、先行研究における歩行変動の測定は、6分間の歩行運動による測定（Hausdorff, 2001）や100m以上の歩行距離（三好ら, 2011）を必要とし、高齢者によっては負担となる場合も多い。

　歩行速度や歩行変動のほか、転倒経験者の歩容を詳細に検討した研究は少ない（金ら, 2013）。西村ら（2011）は、地域在住の高齢者を対象に、転倒経験群と非転倒群の歩幅、歩隔、立脚時間、遊脚時間などの歩行パラメーターを比較した結果、転倒経験群の歩幅が短縮し、立脚相の比率の増加と遊脚相の比率の減少が認められたと

報告している。一方、Elaine ら（2015）は西村ら（2011）と同様、地域在住高齢者を対象に転倒経験の有無別に歩行パラメーターを比較した結果、トウクリアランス（床と足先との距離）には有意差が認められたが、そのほかの歩行速度や歩行率、歩幅などには有意差が認められていない。

　このように、高齢者の転倒と歩行能力との関連を検討した研究結果に相違がみられる理由の一つに、外的要因の関与が考えられる。高齢者の転倒と歩行能力との関連を調査した先行研究の多くは、地域在住高齢者を対象（金ら, 2001；村田ら, 2005；村田ら, 2006；村田ら, 2006；Duncan ら, 1992；鈴木ら, 1999；Quach ら, 2011；Hausdorff, 2001；三好ら, 2011；金ら, 2013；西村ら, 2011；Elaine ら, 2015）としているため、外的要因の影響を受けやすい。転倒経験高齢者の歩容の特徴を明らかにするためには、できる限り生活環境の影響を排除する必要があろう。

　そこで本研究は、特定の高齢者施設に入居している高齢者を対象に、短距離の歩行で詳細な歩容が測定できるシート型歩行分析装置を用いて、歩行速度や歩行率、歩幅や歩隔などの距離因子、立脚時間、両脚支持時間、遊脚時間などの時間因子に加え、足角や歩行角などの空間パラメーターまでを分析対象として、転倒経験高齢者の歩容の特徴を明らかにすることを目的に実施した。

## 1　対象と方法

### 1　対　象

　対象は、福岡市にある N 有料老人ホーム利用高齢者約 200 名のうち、2015 年 4 月、5 月、8 月に実施した計 3 回の測定会の何れかに参加した 87 名の高齢者である。その内訳は男性が 26 名、女性が 61 名であり、平均年齢は 75.4 ± 10.1 歳、平均身長 154.9 ± 7.3 cm、平均体重 52.6 ± 9.7 kg であった。対象者のうち、要介護認定の要支援 1 を受けている高齢者が 16 名、要支援 2 を受けている高齢者が 5 名いたが、要介護状態の高齢者はいなかった。また、脳卒中後遺症やパーキンソン病、関節リウマチなどの典型的な身体障害を示す対象はおらず、認知機能評価である mini-mental state examination（MMSE）（Folstein ら, 1975）は平均 27.4 ± 2.6 点、最低点が 19 点であり、重度の認知機能障害を呈する対象もいなかった。なお、MMSE の得点が 23 点以下の対象者が 10 名いたが、彼らは過去の転倒を良く覚えており、かつその記憶が施設のケア日誌や生活記録から正確であることが確認できたため、対象に含めて分析した。

　また、対象者の募集は施設内にポスターを掲示するとともに、施設職員から積

極的に参加を促してもらった。対象者には、研究の趣旨と内容、得られたデータは研究の目的以外で使用しないこと、および個人情報の漏洩に注意することについて説明し、理解を得た上で協力を求めた。さらに、研究への参加は自由意思であり、被験者にならなくても不利益にならないことを口頭と書面で説明し同意を得た。

### 2 歩行パラメーターの測定方法

歩行を分析する測定機器は、アニマ社製のシート式足圧接地足跡計測器ウォーク Way MW-1000 を使用した。ウォーク Way は、ヒトの歩行分析に必要な空間パラメーター（歩幅、歩隔、足角など）と時間パラメーター（歩行速度、立脚時間など）について、シート上を歩行することで収集するシステムである。このシステムでは、片側の足が着床してから反対側の足が着床するまでの距離を歩幅、片側の足の着床位置と反対側足の着床位置との幅を歩隔、進行方向に対してのつま先の開き角を足角として計測する（図1）。歩行シートのサイズは、長さ 2,400mm、幅 800mm（センサーシート部 600mm × 600mm、厚さ 5mm）であり、センサー空間分解能は 10mm × 10mm、測定ポイント数は 14,000 ポイントである。なお、シートは歩行情報を分析するノートパソコンと接続している。

### 3 測定手順

年齢や性別、要介護認定の有無および転倒経験の有無などの情報は、記述式の質問紙を用いて収集した。転倒歴については、過去1年間における転倒経験の有無を調査したが、転倒とは「自らの意志によらず、地面またはより低い場所に膝や手などが接触すること」と定義（Gibson, 1990）した。また MMSE は、経験のある理学療法士およびトレーニングを受けた大学院心理学研究科の大学院生が担当し、個別面接方式により評価した。

対象者には、「普段歩いているように歩いてください」と口頭指示を行い、歩行開始時の加速と終了時の減速を考慮して、測定区間 2.4m の前後 2m をインターバルとする計 6.4m を歩行区間とした。測定は2回実施し、歩行速度、歩行率、歩幅、ストライド長、歩隔、足角、歩行角、立脚時間、両脚支持時間、遊脚時間の平均値を分析に用いた（表 7-1）

表7-1　各歩行パラメーターの説明

| 項目 | 説　明 |
|---|---|
| 歩行速度（cm/sec） | 1秒間に進む距離 |
| 歩行率（step/min） | 1分間の歩数 |
| ストライド長（cm） | 一方の足が着床してからもう一度着床するまでの進行方向距離 |
| 歩幅（cm） | 一方の足が着床してからもう一方の足が着床するまでの進行方向距離 |
| 歩隔（cm） | 一方の足が着床してからもう一方の足が着床するまでの側方方向距離 |
| 足角（°） | 進行方向に対してのつま先の開き角 |
| 歩行角（°） | 一方の足が着床してからもう一方の足が着床するまでの直線と進行方向の角度 |
| 立脚時間（sec） | 一方の足が着床してから離床するまでの時間 |
| 両脚支持時間（sec） | 一方の足が着床している前後で、もう一方の足も着床している時間 |
| 遊脚時間（sec） | 一方の足が離床してから着床するまでの時間 |

### 4　統計学的解析法

　統計処理は、過去1年間に転倒を経験した転倒経験群と経験しなかった非転倒群の男女の割合には、フィッシャーの直接確率計算法を用いて確認した。また、2群間における年齢や体格（身長・体重）、および各歩行パラメーター（歩行速度、歩行率、歩幅、ストライド長、歩隔、足角、歩行角、立脚時間、両脚支持時間、遊脚時間）の比較には、対応のないt検定を用いた。その後、測定値の平均と標準偏差から効果量（Cohen's $d$）を求めた。Cohen's $d$ における数値の解釈（水本ら，2010）は、小さい >0.20、中程度 >0.50、大きい >0.80 とした。さらに、有意差が認められた歩行パラメーターについては、非転倒群の測定値を基準とした転倒群の測定値の変化率を求めた。解析には統計解析ソフト SPSS 21.0（IBM 社製）を用い、有意水準は5％とした。

## 2　結　果

### 1　転倒の発生率と属性の比較

　対象者87名のうち、過去1年間に転倒を経験した高齢者は19名であり、転倒発生率は21.8％であった。転倒経験群19名の内訳は、男性が3名、女性が16名、平均年齢が74.4 ± 14.3歳であり、非転倒群の男女の割合（男性23名、女性45名）に有意差は認められず（p=0.16）、非転倒群の年齢（75.7 ± 9.0歳）とも有意差は認

められなかった（p=0.63）。また、身長（p=0.09）および体重（p=0.16）にも2群間に有意差は認められなかった（表7-2）。

### 2　転倒群と非転倒群の歩行パラメーターの比較

歩行パラメーターを比較すると、2群間に有意差が認められたのは、歩行速度（p<0.01）、ストライド長（p<0.01）、歩幅（p<0.01）、歩隔（p<0.05）、歩行角（p<0.01）、立脚時間（p<0.05）、両脚支持時間（p<0.05）の7項目であり、それらの効果量は歩隔（d=0.68）と立脚時間（d=0.65）が中程度、そのほかの5項目には大きい効果量（d=0.84〜0.98）が確認された。転倒経験群は非転倒群と比べて歩行速度が遅く、ストライド長や歩幅が小さかった。一方、歩隔や歩行角は大きく、立脚時間と両脚支持時間は長かった。

これら有意差が認められた歩行パラメーターについて、非転倒群の測定値を基準に転倒経験群の測定値の変化率を求めると、歩行速度は17.8%低下し、ストライド長と歩幅はそれぞれ13.8%と15.5%低下した。立脚時間と両脚支持時間はそれぞれ8.3%と15.2%延長し、歩隔と歩行角はそれぞれ24.1%と48.6%増大した。なお、歩行率、足角、遊脚時間の3項目には、2群間に有意差は認められなかった（表7-2）。

表7-2　転倒経験別の歩行パラメーターの比較

|  | 非転倒群（n=68） | | 転倒群（n=19） | | p値 | 効果量 | 変化率 |
| --- | --- | --- | --- | --- | --- | --- | --- |
|  | 平均 | 標準偏差 | 平均 | 標準偏差 |  |  |  |
| 年齢（歳） | 75.68 | 8.95 | 74.35 | 14.27 | 0.63 | 0.13 | — |
| 身長（kg） | 155.50 | 7.70 | 152.74 | 5.32 | 0.09 | 0.38 | — |
| 体重（cm） | 53.34 | 9.81 | 49.80 | 8.83 | 0.16 | 0.37 | — |
| 歩行速度（cm/sec） | 117.36 | 22.28 | 96.51 | 27.57 | <0.01 | 0.89 | -17.8% |
| 歩行率（step/min） | 114.38 | 17.94 | 107.29 | 10.81 | 0.15 | 0.42 | — |
| ストライド長（cm） | 119.11 | 19.28 | 102.65 | 20.37 | <0.01 | 0.84 | -13.8% |
| 歩幅（cm） | 60.67 | 9.26 | 51.33 | 10.34 | <0.01 | 0.98 | -15.5% |
| 歩隔（cm） | 8.01 | 2.71 | 9.94 | 3.35 | 0.01 | 0.68 | 24.1% |
| 足角（°） | 4.14 | 5.02 | 2.19 | 6.85 | 0.19 | 0.36 | — |
| 歩行角（°） | 7.87 | 3.18 | 11.69 | 5.81 | <0.01 | 0.98 | 48.6% |
| 立脚時間（sec） | 0.64 | 0.07 | 0.69 | 0.10 | 0.01 | 0.65 | 8.3% |
| 両脚支持時間（sec） | 0.11 | 0.02 | 0.13 | 0.03 | 0.01 | 0.89 | 15.2% |
| 遊脚時間（sec） | 0.42 | 0.20 | 0.43 | 0.05 | 0.92 | 0.26 | — |

## 3 考 察

　本研究における転倒の発生率は 21.8% であった。わが国における高齢者の1年間の転倒発生率は、概ね 20% 前後と報告（鈴木，2003）されており、本研究における転倒発生率はほぼ平均的な値を示した。また、高齢者の転倒は男性より女性に多く（新野ら，2003）、高齢者でもより高齢で発生しやすいことが報告（Blake ら，1988）されている。ただし、本研究では転倒経験者の男女の割合に有意差はなく、年齢にも有意差は認められなかった。この理由について明確にはできないが、先行研究と本研究における対象高齢者の生活範囲の相違が影響している可能性がある。先行研究では地域で生活している高齢者を対象としているため、生活環境の個人差が大きく、転倒の内的要因に加え外的要因にも大きく影響されることが考えられる。今回の対象高齢者は、有料老人ホームに入所しているため生活環境の個人差が小さい。このように、生活環境がある程度均一化された条件では、転倒に及ぼす性差や年齢差の影響が軽減されるのかもしれない。

　転倒経験群と非転倒群の2群間を比較した結果、歩行速度、ストライド長、歩幅、歩隔、歩行角、立脚時間、両脚支持時間に有意差が認められ、転倒経験群が非転倒群に比べて歩行速度が有意に遅く、ストライド長や歩幅の有意な短縮、立脚時間や両脚支持時間の有意な延長が認められた。転倒しやすい高齢者の歩行の特徴として、西村ら（2011）は歩幅の減少と立脚時間の増大を報告しており、本研究結果も先行研究と矛盾しない。さらに、2群間に有意差が認められた歩行パラメーターについて、非転倒群の値を基準に転倒経験群の歩行パラメーターの変化率を算出したところ、歩行速度が 17.8% 低下していた。その理由について考察すると、ストライド長（13.8% 減少）や歩幅（15.5% 減少）などの距離因子と、立脚時間（8.3% 増加）や両脚支持時間（15.2% 増加）などの時間因子が複合して生じたものと推察できる。小澤ら（2016）は、最適歩行と最速歩行中の歩行パラメーターを比較し、歩行速度に影響を与える歩行パラメーターは、ストライド長や歩幅の距離と立脚時間、とくに両脚支持時間の割合であることを明らかにしている。また、高柳ら（2015）は歩行速度が遅い高齢者の歩容の特徴として、ストライド長や歩幅の減少、立脚時間や両脚支持時間の増大を挙げており、本研究でも彼らの研究結果を追認した。

　ただし、転倒経験群の歩行パラメーターの変化率で、その変化の割合が大きかったのは、それら進行方向の距離因子（ストライド長・歩幅）や時間因子（立脚時間・両脚支持時間）よりも、左右方向の距離因子である歩隔（24.1% 増大）および歩行角（48.6% 増大）であった。出村ら（2011）は、転倒ハイリスク高齢者の歩容の特性として歩隔の増大を挙げ、宮辻ら（2007）は高齢者を対象とした研究から、高齢者は

歩行が不安定であれば歩隔や歩行角を拡大することによって、不安定なバランスを補完していると報告している。本研究の結果からも、転倒経験群は歩行速度を低下させる原因となり得るストライド長や歩幅の短縮、立脚時間や両脚支持時間の延長とともに、不安定な歩行を安定させるために歩隔や歩行角が増大したものと推察した。なお、これらのことは平均値の差を標準化した効果量の代表的な指標（水本ら，2010）である Cohen's $d$ において、中程度から大きい値が示されたことからも矛盾しない。

一方、歩行率および足角や遊脚時間には、転倒経験群と非転倒群に有意差は認められなかった。加齢に伴う歩行速度の低下には、歩行率の低下よりもストライド長の減少が大きく関与し（芳賀，2011）、転倒経験群と非転倒群の歩容を比較した先行研究では遊脚時間に有意差は認められていない（西村ら，2011）。本研究で得られた歩行パラメーターは先行研究と矛盾せず、妥当な値が得られたものと考えられる。なお、足角は転倒経験群、非転倒群ともに平均値よりも標準偏差の値の方が大きく、転倒経験の有無より個人差の影響が大きい歩行パラメーターであることが示唆された。

これらの知見より、転倒経験高齢者の歩容の特徴として、歩行速度の低下に関与するストライド長や歩幅、および立脚時間や両脚支持時間の変化とともに、不安定な歩行を安定させるための歩隔や歩行角の変化が生じていることが示唆された。すなわち、転倒を経験した高齢者は、歩行の効率性よりも安定性を優先していることがうかがえた。また、短距離の歩行分析でも高齢者の転倒を予測し、転倒の危険性が高い高齢者やその家族に注意喚起することで、転倒予防に貢献できる可能性が示された。

ただし、本研究で対象とできたのは、有料老人ホームに入居している高齢者のなかでも、身体機能や意欲の高い高齢者に限定された可能性がある。また、対象者の下肢筋力や関節可動域、およびバランス能力など、転倒や歩行に関与することが予測される内的要因に関する検討が行えていないことが本研究の限界である。今後は、それら身体機能評価を分析に加えるとともに、本研究結果を一般化するために、対象者数を増やし、より虚弱な高齢者を含めた検証が必要である。

なお、本研究の内容は、「村田　伸，大杉紘徳，矢田幸博，他：転倒経験高齢者の短距離歩行分析による歩容の特徴．総合リハビリテーション　45（6）：637-642，2017」に掲載された論文に加筆・修正を加えたものである。

## 第2節　抑うつ傾向にある高齢者の歩容の特徴

　うつは、社会変化などのストレスの増加によって誰でもなり得る可能性があり、老年期の精神障害で最も頻度が高い（佐竹，2014）。高齢者が抑うつ状態に陥ると、日常生活での活動が消極的となり、地域活動への参加が少なく（杉浦ら，2015）、身体活動量が減少する（谷口ら，2012；Lampinenら，2006）ことが明らかにされている。これにより、身体機能や認知機能が低下し、要支援・要介護状態へと陥りやすい（山縣ら，2013）。また、身体疾患のある高齢者が抑うつ状態を伴うと、病状が重症化し治療コストや手間が増大する（楢林，2014）。

　山縣ら（2013）は、地域在住高齢者を対象に187名の抑うつ群と699名の非抑うつ群を比較した結果、抑うつ群の下肢筋力や持久力、歩行速度が有意に劣っていたと報告している。また、本田ら（2005）の後期高齢者281名を対象にした調査では、握力には有意差が認められなかったが、歩行速度は抑うつ群が有意に低下していた。同様に、Demakakosら（2013）やLeeら（2013）も、抑うつ状態と歩行速度低下との有意な関連を報告している。ただし、抑うつ状態にある高齢者について、歩行速度の検討は行われているが、歩幅、歩隔、立脚時間、遊脚時間などの詳細な歩行パラメーターの特徴を明らかにした研究は見当たらない。

　抑うつ状態にある高齢者の歩行の特徴を明らかにすることは、転倒予防の方略を検討するためにも重要と考えられる。横断研究では、高齢者の抑うつが転倒の危険因子であることが報告（Lawlorら，2003；田中ら，2012）されている。前向き研究でも、抑うつ状態の高齢者は抑うつのない高齢者に比べて、有意に転倒発生率が高いと報告（Stalenhoefら，2002；Whooleyら，1999）されている。しかし、向精神薬の服用を交絡因子として調整すると、転倒への影響は有意ではなくなったとする報告（Nevittら，1989）もある。

　そこで本研究は、特定の高齢者施設に入居している高齢者を対象に、短距離の歩行で詳細な歩容が測定できるシート型歩行分析装置を用いて、歩行速度や歩行率、歩幅や歩隔などの距離因子、立脚時間、両脚支持時間、遊脚時間などの時間因子に加え、足角や歩行角などの空間パラメータまでを分析対象として、抑うつ状態にある高齢者の歩容の特徴を明らかにすることを目的に実施した。

## 1　対象と方法

### 1　対　象

　対象は、福岡市にあるN有料老人ホーム利用高齢者約200名のうち、2015年4月、5月、8月に実施した計3回の測定会の何れかに参加した85名の高齢者である。その内訳は男性が26名、女性が59名であり、平均年齢は75.4 ± 10.1歳、平均身長155.6 ± 8.8 cm、平均体重53.2 ± 10.0 kgであった。対象者のうち、要介護認定の要支援1を受けている高齢者が15名、要支援2を受けている高齢者が4名いたが、要介護状態の高齢者はいなかった。また、脳卒中後遺症やパーキンソン病、関節リウマチなどの典型的な身体障害を示す対象はおらず、認知機能評価であるmini-mental state examination（MMSE）は平均27.3 ± 2.7点、最低点が20点であり、重度の認知機能障害を呈する対象もいなかった。

　また、対象者の募集は施設内にポスターを掲示するとともに、施設職員から積極的に参加を促してもらった。対象者には、研究の趣旨と内容、得られたデータは研究の目的以外で使用しないこと、および個人情報の漏洩に注意することについて説明し、理解を得た上で協力を求めた。さらに、研究への参加は自由意思であり、被験者にならなくても不利益にならないことを口頭と書面で説明し同意を得た。

### 2　抑うつ傾向の判定方法

　年齢や性別、要介護認定の有無などの情報を収集した後、抑うつ尺度（5-item Geriatric Depression Scale：GDS-5）を用いて、対象者の抑うつ傾向の有無を評価した。GDS-5は高齢者の抑うつの特徴を考慮して作成された自記式のスクリーニング質問紙で、5項目で構成される。5項目のうち、2点以上を抑うつ傾向とし（鳥羽，2003）、カットオフ値を上回るか否かで判定した。

### 3　歩行パラメーターの測定方法

　歩行を分析する測定機器は、アニマ社製のシート式足圧接地足跡計測器ウォークWay MW-1000を使用した。ウォークWayは、ヒトの歩行分析に必要な空間パラメーター（歩幅、歩隔、足角など）と時間パラメーター（歩行速度、立脚時間など）について、シート上を歩行することで収集するシステムである。このシス

テムでは、片側の足が着床してから反対側の足が着床するまでの距離を歩幅、片側の足の着床位置と反対側足の着床位置との左右の幅を歩隔、進行方向に対してのつま先の開き角を足角として計測する。歩行シートのサイズは、長さ 2,400mm、幅 800mm（センサーシート部 600mm× 600mm、厚さ 5mm）であり、センサー空間分解能は 10mm× 10mm、測定ポイント数は 14,000 ポイントである。なお、シートは歩行情報を分析するノートパソコンと接続している。対象者には、「普段歩いているように歩いてください」と口頭指示を行い、歩行開始時の加速と終了時の減速を考慮して、測定区間 2.4m の前後 2m をインターバルとする計 6.4m を歩行区間とした。測定は 2 回実施し、歩行速度、歩行率、歩幅、ストライド長、歩隔、足角、歩行角、立脚時間、両脚支持時間、遊脚時間の平均値を分析に用いた。

### 4 重心動揺の測定方法

また歩行分析のほか、立位バランスの評価を重心動揺計で評価した。重心動揺の測定には、重心動揺計グラビコーダ GP-7（アニマ社製）を用いて、開眼での足圧重心動揺を計測した。対象者には裸足になるよう指示し、重心動揺計上で両脚立位姿勢をとらせた。両足の内側縁間を 1cm に揃えて足先が前方を向くようにし、膝関節を伸展、両上肢を体側に付けた姿勢とした。視線は、対象者の目線の高さに合わせた 2m 先のマーカーを注視させた（鈴木ら，1996）。データは、初期動揺の影響が出ないように立位姿勢を 5 秒間保持した後（鈴木ら，1996）、30 秒間の総軌跡長と外周面積について、サンプリング周期を 20Hz として記録した。

### 5 統計学的解析法

統計処理は、抑うつ傾向群と非抑うつ群の男女の割合には、カイ二乗検定を用いて確認した。また、2 群間における年齢や体格（身長・体重）、および各歩行パラメーター（歩行速度、歩行率、歩幅、ストライド長、歩隔、足角、歩行角、立脚時間、両脚支持時間、遊脚時間）、重心動揺（総軌跡長と外周面積）の比較には、対応のない t 検定を用いた。その後、測定値の平均と標準偏差から効果量（Cohen's $d$）を求めた。Cohen's $d$ における数値の解釈（水本ら，2010）は、小さい >0.20、中程度 >0.50、大きい >0.80 とした。なお、解析には統計解析ソフト SPSS 21.0（IBM 社製）を用い、有意水準は 5% とした。

## 2 結 果

### 1 抑うつ傾向群と非抑うつ群の属性比較

　対象者85名のうち、GDS-5で2点以上に該当した抑うつ傾向にある高齢者は17名であり、有症率は20.0%であった。抑うつ傾向群17名の内訳は、男性が5名、女性が12名、平均年齢が76.8 ± 11.5歳であり、非抑うつ群との男女の割合（男性21名、女性47名）に有意差は認められず（$X^2$=0.014, p=0.91）、非抑うつ群の年齢（75.1 ± 9.9歳）とも有意差は認められなかった（p=0.54）。また、身長（p=0.28）および体重（p=0.42）にも2群間に有意差は認められなかった（**表7-3**）。

### 2 抑うつ傾向群と非抑うつ群の歩行パラメーターの比較

　歩行パラメーターを比較すると、2群間に有意差が認められたのは、歩行速度（p<0.01）、ストライド長（p<0.05）、歩幅（p<0.05）、立脚時間（p<0.01）、両脚支持時間（p<0.05）の5項目であり、それらの効果量はd=0.56～0.77の範囲にあり、中程度の効果量が確認された。一方、歩行率（p=0.29）、歩隔（p=0.17）、足角（p=0.52）、歩行角（p=0.05）、遊脚時間（p=1.00）の5項目には2群間に有意差は認められず、効果量は歩行角（d=0.53）のみ中程度であったが、そのほかの項目はd=0.00～0.38の範囲にあり、効果量は小さかった（**表7-3**）。

### 3 抑うつ傾向群と非抑うつ群の重心動揺の比較

　重心動揺を比較すると、総軌跡長（p=0.47）、外周面積（p=0.26）ともに2群間に有意差は認められず、効果量もそれぞれd=0.20、d=0.32と小さかった（**表7-3**）。

表7-3 抑うつ傾向群と非抑うつ群の測定値の比較

| | 非抑うつ群（n=68) | | 抑うつ傾向群（n=17) | | p値 | 効果量 |
|---|---|---|---|---|---|---|
| | 平均 | 標準偏差 | 平均 | 標準偏差 | | |
| 年齢（歳） | 75.07 | 9.85 | 76.76 | 11.45 | 0.542 | 0.17 |
| 身長（kg） | 155.03 | 8.17 | 157.69 | 10.95 | 0.267 | 0.30 |
| 体重（cm） | 53.68 | 10.10 | 51.45 | 9.62 | 0.416 | 0.22 |
| 歩行速度（cm/sec） | 116.86 | 23.01 | 98.51 | 26.53 | 0.006 | 0.77 |
| 歩行率（step/min） | 113.97 | 17.91 | 108.73 | 11.84 | 0.290 | 0.31 |
| ストライド長（cm） | 118.48 | 19.62 | 105.16 | 20.97 | 0.016 | 0.67 |
| 歩幅（cm） | 60.12 | 9.56 | 53.51 | 10.96 | 0.015 | 0.67 |
| 歩隔（cm） | 8.17 | 2.89 | 9.27 | 3.06 | 0.169 | 0.38 |
| 足角（°） | 3.56 | 5.19 | 4.51 | 6.49 | 0.521 | 0.17 |
| 歩行角（°） | 8.20 | 4.03 | 10.34 | 4.06 | 0.053 | 0.53 |
| 立脚時間（sec） | 0.64 | 0.07 | 0.69 | 0.09 | 0.009 | 0.73 |
| 両脚支持時間（sec） | 0.12 | 0.03 | 0.13 | 0.03 | 0.041 | 0.56 |
| 遊脚時間（sec） | 0.42 | 0.20 | 0.42 | 0.07 | 0.998 | 0.00 |
| 総軌跡長（cm） | 40.21 | 21.26 | 44.73 | 25.55 | 0.472 | 0.20 |
| 外周面積（$cm^2$） | 5.08 | 5.32 | 7.06 | 8.94 | 0.261 | 0.32 |

## 3 考 察

　加齢に伴う心身機能の衰えによって現れる身体的・精神的諸症状の総称を老年症候群と呼ぶ。この老年症候群の主な精神症状が抑うつ状態であり、様々な原因や症状が連鎖的に関連して悪循環を生じやすいことが特徴（佐竹，2014）である。本研究において、GDS-5で2点以上の抑うつ傾向ありと判断された高齢者は20.0%であった。山縣ら（2013）の地域在住高齢者886名を対象にした大規模調査でも、抑うつ傾向ありと判断されたのは21.1%であり、本研究における抑うつ傾向の発生率は先行研究と矛盾しない。

　抑うつ傾向群と非抑うつ群の2群間を比較した結果、歩行速度、ストライド長、歩幅、立脚時間、両脚支持時間に有意差が認められ、抑うつ傾向群が非抑うつ群に比べて歩行速度が有意に遅く、ストライド長や歩幅の有意な短縮、立脚時間や両脚支持時間の有意な延長が認められた。西村ら（2011）は、転倒しやすい高齢者の歩行の特徴として、歩幅の減少と立脚時間の増大を報告しており、本研究で対象とした抑うつ傾向高齢者の歩行の特徴と類似していた。

ただし、村田ら（2017）は転倒経験者の歩行パラメーターの特徴は、進行方向の距離因子（ストライド長・歩幅）や時間因子（立脚時間・両脚支持時間）よりも、左右方向の歩隔や歩行角の変化が大きいことを報告し、転倒経験高齢者は不安定な歩行を安定させるために歩隔や歩行角を増大させると述べている。また出村ら（2011）も、転倒ハイリスク高齢者の歩容の特性として歩隔の増大を挙げ、宮辻ら（2007）も高齢者を対象とした研究から、高齢者は歩行が不安定であれば歩隔や歩行角を拡大することによって、不安定なバランスを補完していると報告している。本研究での抑うつ傾向群の歩隔や歩行角には有意差が認められなかった。よって、抑うつ傾向高齢者は歩隔や歩行角を広げてバランスを保っているわけではないことが推察される。さらに、立位バランスを評価した重心動揺の総軌跡長と外周面積にも2群間に有意差が認められなかったことから、高齢者が抑うつ傾向に陥ること自体が立位バランスを低下させるわけではないことが示唆された。なお歩行角については、平均値の差を標準化した効果量が中程度の大きさを示しており、サンプルサイズを増やせば有意差が生じる可能性がある。今後、サンプル数を増やして詳細に検討する必要がある。

　また、歩行率および足角や遊脚時間にも、2群間に有意差は認められなかった。加齢に伴う歩行速度の低下には、歩行率の低下よりもストライド長の減少、遊脚時間よりも立脚時間の延長が大きく関与することが報告（芳賀，2011）されている。本研究で得られた高齢者の歩行パラメーターは先行研究と矛盾せず、妥当な値が得られたものと考えられる。なお、足角は抑うつ傾向群、非抑うつ群ともに平均値よりも標準偏差の値の方が大きく、抑うつ傾向の有無より個人差の影響が大きい歩行パラメーターであることが示唆された。

　今回の結果から、抑うつ傾向にある高齢者の歩容の特徴として、歩行速度の低下に関与するストライド長や歩幅の減少と立脚時間や両脚支持時間の延長が認められたが、立位バランスの有意な低下は認められず、転倒しやすい高齢者の特徴である不安定なバランスを補完するための歩隔や歩行角の増大は認められなかった。よって、抑うつ傾向にある高齢者が転倒しやすい理由として、抑うつ傾向自体が立位バランスの低下を引き起こすとは考え難く、注意力の低下や不活動による体力低下の影響によるものと推察された。

　ただし、本研究で対象とできたのは、有料老人ホームに入居している高齢者のなかでも、身体機能や意欲の高い高齢者に限定された可能性がある。また、対象者の下肢筋力や関節可動域、および柔軟性などの歩行に関与する身体機能評価が行えていないことが本研究の限界である。今後は、それら身体機能評価を分析に加えるとともに、本研究結果を一般化するために、対象者数を増やし、より虚弱な高齢者を

含めた検証が必要である。

　なお、本研究の内容は、「村田　伸，大杉紘徳，矢田幸博，他：抑うつ傾向にある高齢者の歩行の特徴．ヘルスプロモーション理学療法研究 7（3）：127-131, 2017」に掲載された論文に加筆・修正を加えたものである。

# 第8章 歩行分析を用いた効果判定

第1節　脳卒中片麻痺患者の歩行分析と短下肢装具（AFO）の影響 ……………132
第2節　踵なしスリッパの着用が歩行に及ぼす影響 ………………………………138
第3節　バランス歩行テストの運動学的分析 ………………………………………144

## 第1節　脳卒中片麻痺患者の歩行分析と短下肢装具（AFO）の影響

　歩行は、移動手段として最も重要な日常生活動作のひとつであり、脳卒中片麻痺者の多くは歩行能力の獲得、およびその向上を目的に下肢装具が処方される（前田ら，2006）。下肢装具は、麻痺側下肢の随意性の改善など、機能回復に寄与する治療用装具として位置づけられており（才藤ら，2012）、脳卒中治療ガイドライン2009（2009）では、内反尖足のある脳卒中片麻痺者への短下肢装具（Ankle Foot Orthosis；AFO）の使用が推奨されている。

　多くの先行研究により、脳卒中片麻痺者に対するAFO装着の効果として、歩行速度が有意に改善することがすでに明らかにされている（前田ら，2006；Diamondら，1990）。さらに、AFOを装着することにより、立位バランスが改善すること（黒後ら，1997）、歩行時のエネルギー効率が改善すること（今田ら，1991）が報告されている。ただし、これまでの先行研究（Holdenら，1984；Tysonら，2001）では、距離因子を算出する場合、インクによる足跡の計測が行われており、客観的データに基づいて行われたとは言い難い。また、時間因子の測定においては、歩行速度以外の立脚時間や遊脚時間などのパラメーターを正確に測定することは容易ではない。大橋ら（2008）は、脳卒中片麻痺患者を対象に歩行中の下肢の動きをビデオカメラで撮影し、左右の時間因子を検討しているが、AFOの有無による検討は行われていない。

　そこで本研究は、脳卒中片麻痺者におけるAFO装着の効果を明らかにするために、歩行分析装置を用いて裸足歩行とAFO装着歩行を比較検討した。

## 1　対象と方法

### 1　対　象

　対象は、自宅での歩行が自立しており、通所リハビリテーション施設もしくは病院の外来でリハビリテーションを受けている脳卒中片麻痺者9名（年齢67.6 ± 12.4歳、身長154.3 ± 7.2cm、体重62.0 ± 13.0kg）である。その内訳は男性が4名、女性が5名であり、右片麻痺者が3名、左片麻痺者が6名であった。また、下肢のBrunnstrom StageはⅢが8名、Ⅳが1名であり、発症からの期間は平均104.4 ± 61.8ヶ月経過していた。歩行補助具の使用はT字杖が4名、四脚杖が2名であり、

独歩は3名であった。AFOの種類は、リーストラップが4名、Shoe-Horn Braceが3名、Concave Convex Adjustable（C.C.AD）継手式プラスチックAFOが1名、Gait Solution Designが1名であった。

なお、対象者には本研究の趣旨と内容、研究の参加は自由意思であること、参加しない場合に不利益が生じないことを十分に説明し、同意を得て行った。

### 2　歩行パラメーターの測定方法

歩行を分析する測定機器は、アニマ社製のシート式足圧接地足跡計測器ウォークWay MW-1000（以下、ウォークWay）を使用した。ウォークWayは、ヒトの歩行分析に必要な空間パラメーター（歩幅、ストライド長、歩隔など）と時間パラメーター（立脚時間、遊脚時間、歩行速度など）について、シート上を歩行することで収集できるシステムである。歩行シートのサイズは長さ2,400mm、幅800mm（センサーシート部600×600mm、厚さ：5mm）であり、センサー空間分解能は10×10mm、測定ポイント数は14,000ポイントである。なお、シートは、歩行情報を分析するノートパソコンと接続している。

### 3　測定手順

対象者には、裸足とAFO装着の2つの条件下で、「普段通りに歩いて下さい」の指示による最適歩行を行ってもらった。なお、歩行開始時と終了時の加速と減速を考慮し、シートの3m手前から3m奥までを歩行区間とした。測定は裸足歩行、AFO装着歩行をそれぞれ2回実施し、歩行速度、歩行率、ストライド長、歩幅、歩隔、立脚時間、遊脚時間の平均値を抽出した。ただし、測定前に検者による十分な方法の説明とデモンストレーションを行った後、測定を開始した。

### 4　統計学的解析法

統計解析は、裸足歩行とAFO装着歩行における測定値、ならびに麻痺側と非麻痺側の測定値を対応のあるt検定で比較した。なお、有意水準は5％とし、データは平均±標準偏差で示した。

## 2 結 果

### 1 裸足歩行とAFO装着歩行の歩行パラメーターの比較

　AFOを装着した歩行は、裸足歩行と比べて歩行速度と歩行率に有意（p<0.05）な増加が認められた。また、非麻痺側立脚時間は有意（p<0.05）な短縮、非麻痺側遊脚時間は有意（p<0.05）な延長を認めた。一方、麻痺側立脚時間、麻痺側遊脚時間、ストライド長、麻痺側歩幅、非麻痺側歩幅、歩隔には有意差が認められなかった（表8-1）。

表8-1　裸足歩行とAFO装着歩行の各歩行パラメーターの比較

|  | 裸足歩行 | AFO装着歩行 |
| --- | --- | --- |
| 歩行速度（cm/sec） | 24.9 ± 14.3 | 27.8 ± 12.8 * |
| 歩行率（歩/分） | 64.4 ± 25.8 | 71.4 ± 23.5 * |
| ストライド長（cm） | 45.9 ± 16.8 | 47.7 ± 15.7 |
| 麻痺側歩隔（cm） | 19.3 ± 6.0 | 19.7 ± 6.9 |
| 非麻痺側歩隔（cm） | 17.8 ± 7.1 | 19.8 ± 6.6 |
| 麻痺側歩幅（cm） | 14.8 ± 17.1 | 16.4 ± 16.2 |
| 非麻痺側歩幅（cm） | 31.3 ± 9.2 | 31.2 ± 8.0 |
| 麻痺側立脚時間（sec） | 1.52 ± 1.0 | 1.36 ± 0.6 |
| 非麻痺側立脚時間（sec） | 1.82 ± 1.0 | 1.39 ± 0.7 * |
| 麻痺側遊脚時間（sec） | 0.67 ± 0.2 | 0.51 ± 0.3 |
| 非麻痺側遊脚時間（sec） | 0.31 ± 0.2 | 0.49 ± 0.2 * |

*p<0.05

### 2 裸足歩行における麻痺側と非麻痺側の歩行パラメーターの比較

　裸足歩行時の麻痺側と非麻痺側を比較すると、すべてに有意差が認められ、非麻痺側の方が麻痺側に比べて立脚時間が有意に長く、遊脚時間は有意に短かった（p<0.05）。また、歩幅は有意（p<0.05）に広く、歩隔は有意（p<0.05）に狭かった（表8-2）。

表8-2　裸足歩行における麻痺側と非麻痺側の歩行パラメータの比較

|  | 麻痺側 | 非麻痺側 |
|---|---|---|
| 立脚時間（sec） | 1.52 ± 1.0 | 1.82 ± 1.0* |
| 遊脚時間（sec） | 0.67 ± 0.2 | 0.31 ± 0.2* |
| 歩幅（cm） | 14.8 ± 17.1 | 31.3 ± 9.2* |
| 歩隔（cm） | 19.3 ± 6.8 | 17.8 ± 7.1* |

* $p<0.05$

### 3 AFO装着歩行における麻痺側と非麻痺側の歩行パラメーターの比較

一方、AFOを装着して歩行すると、麻痺側と非麻痺側のすべての歩行パラメーターに有意差がなくなった（表8-3）。

表8-3　AFO装着歩行における麻痺側と非麻痺側の歩行パラメータの比較

|  | 麻痺側 | 非麻痺側 |
|---|---|---|
| 立脚時間（sec） | 1.36 ± 0.6 | 1.39 ± 0.7 |
| 遊脚時間（sec） | 0.51 ± 0.3 | 0.49 ± 0.2 |
| 歩幅（cm） | 16.4 ± 16.2 | 31.2 ± 8.0 |
| 歩隔（cm） | 19.7 ± 6.9 | 19.8 ± 6.6 |

すべてに有意差なし

## 3 考　察

本研究は、脳卒中片麻痺者の歩行に及ぼすAFO装着の効果について、裸足歩行時の各歩行パラメーターとの比較により検討した。その結果、AFOを装着して歩行すると、裸足歩行に比べ歩行速度と歩行率に有意な増加を認め、非麻痺側立脚時間の有意な短縮と非麻痺側遊脚時間の有意な延長が認められた。また、麻痺側と非麻痺側の比較では、裸足歩行では立脚時間、遊脚時間、歩幅、歩隔に有意差が認められたが、AFOを装着すると各項目に有意差はなくなり、AFO装着による効果が確認された。

高見（2011）は、歩行速度を規定する要因は主に歩幅と歩行率であると述べている。本研究では、AFOを装着することで歩行率は有意に増加したが、歩幅やストライド長には有意な増加が認められなかった。半田ら（1994）は、裸足において最大歩行速度が遅い事例（20m/min以下）では、AFO装着の効果は歩幅よりも歩行率の増

加のほうが大きいと報告している。本対象例においても、裸足歩行時の歩行速度は平均24.9cm/sec（約15m/min）と遅く、歩幅よりも、歩行率を増加させることで歩行速度を増加させたものと推察した。

　Diamondら（1990）は、AFOを装着することにより麻痺側立脚期が有意に延長したと報告している。本研究では、麻痺側立脚時間の延長よりも、非麻痺側遊脚時間の有意な延長が認められた。Diamondら（1990）の研究では、時間因子の測定が歩行速度と麻痺側立脚時間のみであり、非麻痺側の測定は行われていない。本研究では歩行分析装置を用いたことで、より正確に麻痺側と非麻痺側の時間因子の測定が可能となり、AFO装着の効果として非麻痺側の遊脚時間が延長することが明らかとなった。これは、AFO装着により麻痺側下肢の支持性が向上し、非麻痺側遊脚時間の延長につながったものと考えられる。また、本研究ではAFO装着による効果として、非麻痺側の立脚時間の有意な短縮が認められた。髙木（2011）は麻痺側遊脚期では、骨盤帯の重心移動に伴う非麻痺側下肢の使い方の重要性を述べ、Lehmannら（1987）はAFOを装着することにより麻痺側遊脚期のtoe clearanceが改善することを報告している。本対象例も同様に、AFO装着により過度の足関節底屈を制限し、麻痺側遊脚期のtoe clearanceを改善させ、非麻痺側下肢の推進力が高まったために、非麻痺側立脚時間が有意に短縮したものと推察した。

　麻痺側と非麻痺側の歩行パラメーターを比較すると、裸足歩行では、歩幅、歩隔、立脚時間、遊脚時間に有意差を認めたが、AFOを装着することで、各歩行パラメーターに有意差を認めなくなった。これは、非対称的な歩容がAFOを装着することで対称的な歩容に近づいたことを示している。その結果として、安定した歩行が可能となり、歩行速度の増加につながったものと推察した。

　これらの知見より、脳卒中片麻痺者の歩行におけるAFO装着の効果が確認された。阿部ら（2003）は、脳卒中片麻痺者2例を対象にAFO装着の効果を距離因子の点から報告しており、非麻痺側下肢にも着目する必要性を述べている。本研究では、歩行分析装置を用いることで脳卒中片麻痺者のAFO装着の効果を時間因子からも検証した。とくに、非麻痺側の立脚時間と遊脚時間に影響を及ぼす結果となり、非麻痺側下肢、つまりAFO非装着肢への影響が明らかとなった。以上のことから、脳卒中片麻痺者の歩行においては、AFO装着肢だけでなく、非装着肢も含めて評価、アプローチすることの重要性が示唆された。

　ただし、本対象例が使用したAFOは種類が多岐にわたり、支柱や継手の機能により歩行に及ぼす効果が異なる可能性がある。今後は、AFOの種類により歩行に及ぼす効果が異なるのか否かについて詳細に検討する必要がある。

　なお、本研究の内容は、「福井啓介，村田　伸，熊野　亘，他：脳卒中片麻痺者に

おける短下肢装具装着の影響　歩行分析装置を用いた検討. ヘルスプロモーション理学療法研究 2(4): 155-158, 2013」に掲載された論文に加筆・修正を加えたものである。

第8章　歩行分析を用いた効果判定

## 第2節　踵なしスリッパの着用が歩行に及ぼす影響

　わが国の要介護者数は、平成25年3月末時点で561万人であり、高齢化の進展に伴って、この数は増加している（厚生労働省, 2015）。厚生労働省による要支援または要介護状態となった原因を調査した報告では、脳血管障害、心疾患、がんや糖尿病といった生活習慣病を原因とするものが30%を超えている（厚生労働省, 2015）。生活習慣病は下肢筋量と関係があるとされ、下肢筋量比が低いとインスリン抵抗性と心血管疾患の危険因子が増加すると報告されている（田尻ら, 2011）。また下肢筋のポンプ作用は、静脈還流を増加させ、血流のうっ滞を改善するだけではなく、様々な血管作動性物質を産生・活性化させ、抗凝固作用や線維素溶解作用を発揮することが明らかにされている（冷水ら, 2001）。このように、下肢筋量と下肢筋ポンプ作用の重要性から、糖尿病や高血圧などの生活習慣病予防のひとつとして、下肢筋力の維持・増強およびトレーニングが重要と考えられる。

　近年では、下肢筋の機能維持・向上を目指すために、ストレッチ器具や下肢筋力増強器具のような多様性のある健康器具を日常的に使用することも多い。下肢の筋力維持および強化を実行するための履物の一つに、踵のない靴（踵なし靴）が挙げられ、若年者または中高年者の間で多く利用されている。

　踵なし靴は、下肢筋力や体幹筋力の増大に効果があり、約2ヶ月間着用すると、腹筋、背筋、殿筋、大腿四頭筋などの筋幅の増大に効果があることが報告されている（松浦, 2003）。また、踵なし靴を着用した歩行では、足関節周囲筋よりも大腿周囲筋の筋活動の増加が認められ、長期着用によって筋量の増加が期待できる（塚本ら, 2002）。さらに、体幹・下肢筋量の増大だけでなく、腹部皮下脂肪や内臓脂肪が減少することも報告されている（松浦, 2001）。

　踵なし靴が屋外で利用されるのに対して、室内では踵のないスリッパ（踵なしスリッパ）が利用されている。踵なしスリッパの使用前後を比較した研究では、11週間の使用で腹部および内臓全周の横断面積が減少し、肥満の改善・脊柱起立筋群等の筋力増強に有用であることが示されている（松浦, 1998）。このように先行研究では、踵なしスリッパの使用前と使用後の筋量の相違を報告しているが、歩行中の下肢筋活動や歩行パラメーターを同時に比較検討した報告は見当たらない。

　そこで本研究は、健常成人を対象に、踵なしスリッパ歩行と通常のスリッパ歩行（スリッパ歩行）の2種類の条件で、歩行パラメーターと下肢筋活動量を比較し、踵なしスリッパ着用での歩行が歩行能力にもたらす効果を検討した。

## 1 対象と方法

### 1 対 象

対象は、K大学理学療法学科に所属する健常女性14名で、対象者の平均年齢は20.1 ± 1.1歳、平均体重は49.5 ± 3.7kg、平均身長は158.0 ± 5.5cmであった。各対象者には、研究の趣旨と内容について説明し、理解を得た上で協力を求めた。また、研究への参加は自由意思であることを口頭で説明し、参加の同意を得て研究を開始した。

### 2 測定手順

踵なしスリッパ歩行とスリッパ歩行の2条件における1歩行周期の歩行パラメーターと下肢の筋活動量を測定した。測定する4筋に表面筋電を貼付し、各筋の最大随意等尺性収縮（maximum voluntary contraction: MVC）時の筋活動量を測定した後、歩行パラメーターを計測した。それぞれの異なる歩行様式においては、普段通り歩くように口頭にて指示した。なお、使用した踵なしスリッパと踵のある通常のスリッパは、ホームセンターなどで市販されている一般的な物を使用した（図8-1）。踵なしスリッパのサイズは、幅8.5cm、長さ18.5cm、踵部の厚さ3.5cmで、踵部が十分に出る大きさのものとした。

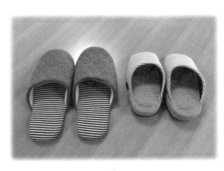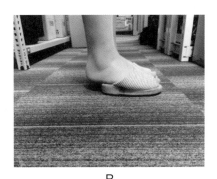

A　　　　　　　　　　　　B

図8-1　A：通常のスリッパ（左）と踵なしスリッパ（右）
　　　　B：踵なしスリッパを装着した様子

### 3 歩行パラメーターの測定方法

歩行パラメーターの測定には、OPTOGAIT光学式歩行分析装置（MICROGAIT

社）を使用した。OPTOGAIT は、床面から 3mm の高さで 10mm ごとに高感度光学センサーが配置されており、左右に並べた 2 本 1 対のセンサーバー間を歩行する。また、歩行路は 8 m とし、加速路と減速路として歩行路の前後 2 m 地点をそれぞれ設け、測定区間は加速路と減速路を除外した中間 4 m とした。本装置は、歩行解析に必須な評価項目である立脚時間（sec）、遊脚時間（sec）、両脚支持時間（sec）の時間因子や、歩幅（cm）、ストライド長（cm）などの距離因子、歩行速度（m/sec）、歩行率（steps/min）を収集するシステムであり、これらの歩行パラメーターを分析対象とした。

### 4　下肢筋活動の測定方法

　下肢筋活動量の測定には、表面筋電計テレマイオ G2（Noraxson 社製、米国）を使用し、サンプリング周波数は 1,000Hz に設定した。測定筋は、表在筋のなかで歩行動作に関与すると考えられる、足関節および膝関節・股関節の単関節筋と二関節筋である右足の大腿直筋、大腿二頭筋長頭、前脛骨筋、腓腹筋内側頭の計 4 筋とし、Perotto（2003）の記述に準じて表面電極を貼付した。なお、不感電極は腸脛靭帯に貼付し、電極間距離は 2cm とした。測定は、まず各筋の MVC 時の筋活動を測定し、次いで歩行時の筋活動を測定した。大腿直筋、大腿二頭筋長頭、前脛骨筋の測定肢位については、加藤ら（2001）の方法に準じ、対象者を端座位、膝関節 90 度屈曲位とした。抵抗の位置は、大腿直筋は下腿遠位部前面、大腿二頭筋は下腿近位部後面、前脛骨筋は足背部とし、徒手抵抗によって MVC を測定した。また腓腹筋の MVC は、対象者の片脚つま先立ちにおける最大底屈位で測定した。

　筋電信号の導出には、解析ソフト（Noraxson 社製、MyoResearch XP）を用い、20-500Hz の帯域通過フィルターを適応して、あらかじめ筋電信号からノイズを除去した。導出された筋電信号は、全波整流処理を行った後、フットスイッチのデータをもとに右下肢の立脚相と遊脚相の相に分け、一歩行周期を 100％ とした時間正規化を行い、積分筋電（Integrated Electromyogram：IEMG）を求めた。つぎに、得られた立脚相および遊脚相の IEMG を、各筋の MVC 時の IEMG で正規化し、％IEMG とした。なお、MVC 時の積分筋電は MVC 時の 3 秒間において、前後 1 秒の 2 秒間を除いた中間 1 秒間とした。

### 5　統計学的解析法

　踵なしスリッパ歩行とスリッパ歩行の各歩行パラメーター（立脚時間、遊脚時

間、両脚支持時間、歩幅、ストライド長、歩行速度、歩行率）および筋活動（大腿直筋、大腿二頭筋長頭、前脛骨筋、腓腹筋内側頭）の比較には、対応のあるt検定で解析した。なお、解析にはSAS社製Stat View（Ver 5.0）を用い、有意水準を5%とした。

## 2 結 果

実施した踵なしスリッパ歩行とスリッパ歩行での歩行パラメーターと下肢筋活動の結果を表8-4と表8-5に示す。踵なしスリッパ歩行の両脚支持時間（平均±標準偏差：0.2 ± 0.0sec）、歩幅（61.4 ± 5.1cm）、ストライド長（125.6 ± 9.5cm）は、スリッパ歩行（それぞれ 0.3 ± 0.1sec、66.1 ± 4.0cm、132.8 ± 7.9cm）よりも有意（$p<0.01$）に短縮した（表8-4）。

表8-4 スリッパ歩行と踵なしスリッパ歩行の歩行パラメーターの比較

|  | スリッパ歩行 | 踵なしスリッパ歩行 | 有意確率 |
| --- | --- | --- | --- |
| 立脚時間（sec） | 0.7 ± 0.1 | 0.6 ± 0.1 | ns |
| 遊脚時間（sec） | 0.4 ± 0.0 | 0.4 ± 0.1 | ns |
| 両脚支持時間（sec） | 0.3 ± 0.1 | 0.2 ± 0.0 | $p<0.01$ |
| 歩幅（cm） | 66.1 ± 4.0 | 61.4 ± 5.1 | $p<0.01$ |
| ストライド長（cm） | 132.8 ± 7.9 | 125.6 ± 9.5 | $p<0.01$ |
| 歩行速度（m/sec） | 1.3 ± 0.2 | 1.2 ± 0.2 | ns |
| ケイデンス（steps/min） | 58.8 ± 4.4 | 59.0 ± 7.3 | ns |

平均±標準偏差
ns : not significant

また、踵なしスリッパ歩行の立脚相の大腿直筋（17.0 ± 0.1%）、腓腹筋（89.0 ± 0.4%）は、スリッパ歩行（それぞれ 10.7 ± 0.1%、52.4 ± 0.2%）よりも有意に増大した（$p<0.05$ および $p<0.01$）。なお、立脚時間、遊脚時間、歩行速度、歩行率および遊脚相の筋活動には有意差が認められなかった（表8-5）。

表8-5 スリッパ歩行と踵なしスリッパ歩行の下肢筋活動（%IEMG）の比較

|  |  | スリッパ歩行 | 踵なしスリッパ歩行 | 有意確率 |
|---|---|---|---|---|
| 立脚相 | 大腿直筋 | 10.7 ± 0.1 | 17.0 ± 0.1 | p<0.05 |
|  | 大腿二頭筋 | 30.4 ± 0.2 | 35.4 ± 0.3 | ns |
|  | 前脛骨筋 | 20.4 ± 0.1 | 20.2 ± 0.1 | ns |
|  | 腓腹筋 | 52.4 ± 0.2 | 89.0 ± 0.4 | p<0.01 |
| 遊脚相 | 大腿直筋 | 7.5 ± 0.0 | 8.6 ± 0.0 | ns |
|  | 大腿二頭筋 | 18.4 ± 0.1 | 20.7 ± 0.2 | ns |
|  | 前脛骨筋 | 23.9 ± 0.1 | 23.5 ± 0.1 | ns |
|  | 腓腹筋 | 21.0 ± 0.2 | 27.7 ± 0.2 | ns |

平均±標準偏差
ns : not significant

## 3 考 察

　本研究は、踵なしスリッパ歩行とスリッパ歩行の歩行パラメーターと下肢筋活動を比較することで、踵なしスリッパの着用が筋活動や歩行能力に与える効果について検討した。その結果、踵なしスリッパ歩行の両脚支持時間、歩幅、ストライド長は、スリッパ歩行よりも有意に短縮していた。筋活動においては、踵なしスリッパ歩行での立脚相の大腿直筋、および腓腹筋が有意に増大していた。これらのことから、踵なしスリッパ歩行の特徴として歩幅が狭いことが挙げられ、スリッパ歩行と同じ歩行速度を保ち、立脚相において大腿直筋および腓腹筋の筋活動を増大させる履物であることが示唆された。

　踵なしスリッパは、図 8-1 に示したようにスリッパの踵部をカットしているため、歩行において前足部接地になりやすいのが特徴であり、踵接地ができずヒールロッカー機能（Perry ら，2007）が作用しない履物である。ヒールロッカー機能は、踵骨隆起の表面での床接地によって、下肢の推進力として作用する。また、立脚側の荷重の受け継ぎは、踵からの初期接地によって行われる。すなわち、この機能が欠如した踵なしスリッパ歩行では、推進力の産生が不十分となるため下腿の前進が容易に行えずに、スリッパ歩行と比べて歩幅やストライド長が短縮したものと考えられる。

　また、踵なしスリッパは、歩行時における足底の接地面積が狭いことが特徴である。静止立位における足部での体重支持は、踵骨と第 1 および第 5 中足骨頭が主要な荷重点となる（Gardner ら，1971）。体重は、左右の下肢にほぼ均等に荷重が加わ

るため、脛骨から距骨への荷重は体重の 50% である。距骨はこれを踵骨に 25%、母趾球と小趾球とを併せて 25% の比率で分配している（中村ら，2003）。そのため、踵部が欠如した踵なしスリッパ歩行は、より多くの荷重が前足部に加わるため、重心が前足部に偏位し、相対的に前後方向の重心移動距離が短くなる。このことから、身体重心を支持基底面内に保持し、同時に目的とする運動方向へ変化させた結果として（桐山，2012）、両脚支持時間を短縮させて素早く一歩を踏み出したものと推察した。両脚支持時間の短縮は、歩行速度を速める要因となるが、本研究では歩行速度に有意差を認めなかった。それは、踵なしスリッパ歩行の歩幅とストライド長が短縮したために、両脚支持時間の短縮の影響が相殺されたものと考えられる。以上のことから、健常成人において踵なしスリッパ歩行は、歩幅を狭めるが素早く 1 歩を出すことで、スリッパ歩行と同じ歩行速度を保てる履物であることが示唆された。

歩行中の筋活動について、スリッパ歩行よりも踵なしスリッパ歩行の方が、立脚相における大腿直筋と腓腹筋の筋活動量が有意に上昇した。前述したように、踵なしスリッパ歩行は踵部の欠如によって前足部接地となりやすい。足底圧の中心位置が前足部へ移動することにより、前足部での床反力は増大し、足関節には背屈方向へのモーメントが発生する（山口，2005）。そのため歩行時には、足関節背屈モーメントに拮抗する筋活動が求められるため、底屈筋である腓腹筋の筋活動が高まり、一方で背屈筋である前脛骨筋には有意な変化が認められなかったと推察した。なお、踵なしスリッパ歩行は踵部の欠如により、つま先立ちとなった立脚相に筋活動の増大を認めやすく、遊脚相には影響しにくいことが示唆された。

また、踵なしスリッパ歩行では立脚相の前足部荷重移動により、足部背屈の外的モーメントが発生しているため、足関節背屈に伴って下腿が前傾し膝関節は屈曲位となりやすい。そのため、二関節筋である大腿直筋の遠心性収縮がスリッパ歩行よりも増大したと推察された。

これらの知見から、健常成人において踵なしスリッパ歩行は、スリッパ歩行と同じ歩行速度を保ちながら、かつ大腿直筋および腓腹筋の筋活動を効果的に増大させるなど、健康用具としての一定の効果が示唆された。ただし本研究は、若年者を対象に行った研究であり、転倒の危険性がある高齢者には不安定な履物と予測される。そのため、高齢者が踵なしスリッパを着用することにより、本研究と同様の結果になるとは限らないことから、高齢者を対象に検討する必要がある。

なお、本研究の内容は、「吉田安香音，村田　伸，安彦鉄平，他：踵なしスリッパの着用が歩行に及ぼす影響．ヘルスプロモーション理学療法研究 5（3）：123-127，2015」に掲載された論文に加筆・修正を加えたものである。

## 第3節　バランス歩行テストの運動学的分析

　歩行能力の評価は、ストップウォッチを用いて所要タイムを計測することが一般的である。その方法には、10 m（恒吉ら、2008）や5 m（新開ら、2002）の短距離での歩行時間の計測、長距離となる6分間歩行距離（ATS Statement, 2002）、障害物がある歩行路を歩行する10m障害物歩行時間（文部科学省、2016）、椅子からの起立や方向転換の要素を含んだTimed up and go test（Podsiadloら、1991）などがある。これらは、高齢者が最速歩行速度または最適歩行速度で歩くことにより、彼らの体力レベル（恒吉ら、2008；新開ら、2002）、バランス能力（Podsiadloら、1991）、全身持久力（ATS Statement, 2002）などの生活機能の変化を予測する指標として用いられてきた。

　このように、これまでの歩行に関する先行研究では、「できるだけ速く歩いてください」の指示による最速歩行、あるいは「普段通りに歩いてください」の指示による最適歩行での分析が行われてきたが、「できる限りゆっくり歩いてください」の指示による超低速歩行に注目されたことはなかった。八谷ら（2013）は、ゆっくり歩行できるパーキンソン病患者は足趾把持力が強くバランス能力が高いことを報告し、岩瀬ら（2013）は努力して低速で歩ける高齢患者ほど、下肢筋力が強いことを報告している。なお、ゆっくりした動きで構成される太極拳は、安全かつ効果的に高齢者の立位バランスを高め、転倒予防に効果を示すことがすでに検証（Gillespieら、2009）されている。同様に、超低速歩行による評価が下肢の筋力や立位バランスを高めるトレーニングとしても応用できる可能性がある。また、高齢者は歩行が不安定になると歩隔を広げて安定性を保とうとする（宮辻ら、2007）。これらの特性を踏まえて、歩隔を制限しながら超低速で歩行する「バランス歩行テスト（Balance and walking test）」を村田ら（2017）が考案した。

　このバランス歩行テストは、幅20cm・長さ5mの歩行路をはみ出すことなくゆっくり歩行できる時間を計測するものである。村田ら（2017）は、地域在住高齢者256名を対象に、バランス歩行テストの再現性と妥当性を検討している。その結果、バランス歩行テストの再現性は高く、20cm幅の歩行路をはみ出すことなくゆっくり歩ける人は、歩行能力が高いことのみならず、下肢筋力やバランス能力に優れ、認知機能も高いことが報告されている。このことから、このバランス歩行テストは、トレーニングとして活用することで高齢者の介護予防対策として期待されるが、バランス歩行の運動学的メカニズムについては明らかにされていない。

　本研究の目的は、バランス歩行の歩行パラメーターや筋活動を歩行分析装置、な

らびに筋電図装置により詳細に評価し、その運動学的メカニズムを明らかにすることである。

## 1　対象と方法

### 1　対　象

　対象は、K大学理学療法学科に所属する健常な女性16名とした。対象者の年齢は平均20.7 ± 1.1歳、身長は平均159.9 ± 4.3 cm、体重は平均53.5 ± 4.4 kgであった。対象者には研究の趣旨と内容、得られたデータは研究の目的以外には使用しないこと、および個人情報の漏洩に注意することについて説明し、理解を得た上で協力を求めた。また、研究への参加は自由意思であることを口頭で説明し、同意を得た上で研究を開始した。

### 2　バランス歩行テストの方法

　バランス歩行テストは、幅20cm、長さ5m、厚さ2mmのラバーシートの歩行路を「はみ出さずに、できる限りゆっくり歩いてください。ただし立ち止まってはいけません」と口頭指示を行い、その所要時間をデジタルストップウォッチで測定する。テストに使用するラバーシートは、ホームセンター等の量販店で販売されており、安価で購入可能である。測定前に、ラバーシート上の歩行路を2m程度歩行させ、スローモーションのようにゆっくりした動きで、動作を止めることなく歩行し、歩行周期の立脚相や遊脚相での動きがスムーズに行えるよう十分に練習した後にテストを開始した。テスト施行中に、歩行路を少しでもはみ出したり、立ち止まった場合は一旦中止し、再度やり直した。このバランス歩行テストはバランス歩行時間で評価するが、所要時間が遅いほどバランスが良好で、歩行能力が高いと判定する。

### 3　測定手順

　測定は、バランス歩行に最適歩行と最速歩行の2条件を加えて、3条件における一歩行周期の歩行パラメーターと下肢の筋活動量を測定した。バランス歩行テストは上述したように、幅20cm、長さ5m、厚さ2mmのラバーシートの歩行路を「はみ出さずに、できる限りゆっくり歩いてください。ただし立ち止まっては

いけません」と口頭指示を行い、その所要時間をデジタルストップウォッチで測定した。同様に、最適歩行では「普段通りに歩いてください」、最速歩行では「できるだけ速く歩いてください」と口頭で指示した。なお、3条件における歩行順序は、サイコロを用いてランダムに設定した。

### 4 筋活動の測定方法

筋活動を測定する筋は、表在筋のなかで歩行に直接関与する右足の大腿直筋、大腿二頭筋長頭、前脛骨筋、腓腹筋内側頭の計4筋とし、Perotto (2003) の記述に準じて表面電極を貼付した。なお、表面電極の貼付前にアルコール綿を用いて、十分に皮膚処理を行った。また、不感電極は腸脛靭帯に貼付し、電極間距離は2cmとした。測定は、各筋の最大随意等尺性収縮 (maximum voluntary contraction: MVC) を徒手筋力検査法の記述 (Helenら, 2008) に従い測定し、次いで歩行時の筋活動を測定した。なお、筋活動量の測定には、表面筋電計テレマイオG2 (Noraxson社製, 米国) を使用し、サンプリング周波数は1,500Hzとした。また、筋電信号の導出には、解析ソフト (Noraxson社製、MyoResearch XP) を用い、20-500Hzの帯域通過フィルターを適応して、あらかじめ筋電信号からノイズを除去した。導出された筋電信号は、全波整流処理を行った後、立脚相および遊脚相における積分筋電 (Integrated Electromyogram: IEMG) を求めた。得られた立脚相および遊脚相のIEMGは、各筋のMVC時の値を基準に正規化 (%) した。

### 5 歩行パラメーターの測定方法

歩行パラメーターの測定には、光学式歩行分析装置OPTOGAIT (MICROGATE社) を使用した。PTOGAITは、高感度光学センサーを搭載した2本1対のセンサーユニットから構成され、歩幅、ストライド長などの距離因子や、立脚時間、遊脚時間などの時間因子、歩行速度などの速度因子を収集することが可能である。また、筋電計と同期させることによって、歩行時の立脚相および遊脚相を区別するためのフットスイッチとしても利用できる (**図8-2**)。本研究では、歩行速度 (m/sec)、歩幅 (cm)、ストライド長 (cm)、歩行率 (steps/min)、立脚時間 (sec)、遊脚時間 (sec)、両脚支持時間 (sec) について、測定機器から自動計算された値を分析に用いた。

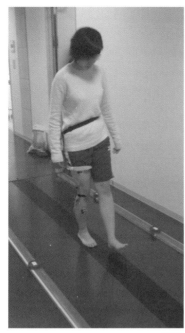
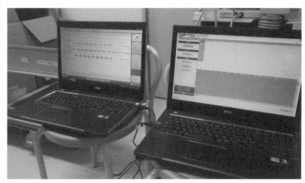

図8-2 歩行分析装置と測定風景

6 統計学的解析法

統計処理では、バランス歩行、最適歩行、最速歩行における各歩行パラメーターおよび筋活動の比較について反復測定分散分析を用いて検討し、その後、Bonferroniの多重比較検定を行った。解析にはSPSS Statistics Version 22.0を用い、有意水準を5%とした。

## 2 結　果

1 歩行パラメーターの比較

実施したバランス歩行、最適歩行、最速歩行の3条件における一歩行周期の歩行パラメーターと下肢筋活動の結果を**表8-6**と**表8-7**に示す。3群間の歩行速度、歩幅、ストライド長、歩行率は、最速歩行、最適歩行、バランス歩行の順で有意に高値を示した。立脚時間、遊脚時間、両脚支持時間については、最速歩行、最適歩行、バランス歩行の順で有意に低値を示した（**表8-6**）。

表8-6 歩行速度変化による3群間の各歩行パラメーターの比較

|  | 最速歩行<br>(a) | 最適歩行<br>(b) | バランス歩行<br>(c) | F値 | 有意水準 |
|---|---|---|---|---|---|
| 歩行速度[m/s] | 2.2 ± 0.3 | 1.2 ± 0.2 | 0.2 ± 0.1 | 182.3 | a>b>c** |
| 歩幅[cm] | 78.3 ± 8.0 | 62.2 ± 6.3 | 51.7 ± 13.8 | 102.4 | a>b>c** |
| ストライド長[cm] | 157.5 ± 16.3 | 124.8 ± 12.5 | 102.1 ± 24.4 | 109.0 | a>b>c** |
| 歩行率[steps/min] | 85.5 ± 12.2 | 56.7 ± 3.3 | 12.1 ± 5.5 | 154.5 | a>b>c** |
| 立脚時間[s] | 0.4 ± 0.1 | 0.7 ± 0.0 | 4.4 ± 2.4 | 86.4 | a<b<c** |
| 遊脚時間[s] | 0.3 ± 0.0 | 0.4 ± 0.0 | 1.9 ± 0.8 | 73.3 | a<b<c** |
| 両脚支持時間[s] | 0.1 ± 0.0 | 0.3 ± 0.0 | 2.8 ± 1.4 | 63.6 | a<b<c** |

**$p<0.01$

## 2 下肢筋活動の比較

　下肢筋活動を比較すると、立脚相の大腿直筋と前脛骨筋の活動がバランス歩行時に有意に増加し、大腿二頭筋と腓腹筋の活動はバランス歩行時と最速歩行時に最適歩行時よりも有意に増加していた。遊脚相では、前脛骨筋の活動がバランス歩行時に有意に高まり、大腿直筋と大腿二頭筋は最速歩行時に有意に活動が高まった。腓腹筋の活動には3群間に有意差が認められなかった（**表8-7**）。

表8-7 歩行速度変化による立脚期と遊脚期の各下肢筋活動（%IEMG）の比較

| | | 最速歩行<br>(a) | 最適歩行<br>(b) | バランス歩行<br>(c) | F値 | 有意水準 |
|---|---|---|---|---|---|---|
| 立脚期 | 大腿直筋 | 46.0 ± 8.9 | 35.9 ± 9.9 | 81.7 ± 15.5 | 16.0 | c>a·b** |
| | 大腿二頭筋 | 55.8 ± 9.7 | 30.4 ± 6 | 68.1 ± 13.6 | 7.2 | a·c>b** |
| | 前脛骨筋 | 20.4 ± 1.8 | 9.9 ± 1.0 | 56.9 ± 10.7 | 34.5 | c>a·b** |
| | 腓腹筋 | 62.5 ± 14.2 | 35.6 ± 17.8 | 72.4 ± 16.3 | 7.7 | a·c>b** |
| 遊脚期 | 大腿直筋 | 56.8 ± 0.0 | 24.2 ± 6.4 | 22.4 ± 5.6 | 8.7 | a>b·c* |
| | 大腿二頭筋 | 18.4 ± 13.6 | 20.1 ± 2.8 | 16.6 ± 1.9 | 10.8 | a>b·c** |
| | 前脛骨筋 | 11.2 ± 1.4 | 7.7 ± 1.0 | 20.7 ± 2.8 | 15.4 | c>a>b** |
| | 腓腹筋 | 16.7 ± 5.1 | 14.3 ± 4.9 | 18.4 ± 2.2 | 4.8 | ns |

**$p<0.01$, *$p<0.05$, ns：not significant

## 3 考　察

　バランス歩行の歩行パラメーターを最適歩行および最速歩行と比較すると、歩行速度、歩幅、ストライド長、歩行率は最適歩行と最速歩行のそれより有意に低い値を示し、立脚時間、遊脚時間、両脚支持時間は有意に高い値を示した。これは、20cm幅のラバーシートをはみ出さずにゆっくりと歩行するために歩幅やストライドを狭く、立脚時間や遊脚時間などの時間を延長させることにより、歩行率を低下させた結果、歩行速度が低下することが確認された。

　なお、高齢者が最速で歩行する際には、歩幅よりも歩行率を上げて速度を速めるとの報告（市橋, 2010）があるが、健常成人を対象に行った本研究でも、歩幅やストライド長などの距離因子よりも立脚時間や遊脚時間などの時間因子、および歩行率の変化量が大きく、速度変化に対する貢献度が大きいものと推察した。さらに、時間因子に注目して結果を見ると、バランス歩行時の遊脚時間よりも立脚時間の延長が大きいことが分かる。歩行の立脚相は、体幹と下肢の安定・前進の維持、下肢の前への動き・下肢振り出しの調整として機能し、遊脚相には下肢の前方への動きに作用する（木村ら, 2015）。遊脚相よりも多くの下肢機能を必要とする立脚相を延長させることが、バランス歩行時の速度遅延により影響を与えるものと考えられた。

　バランス歩行時の下肢筋活動分析の結果、立脚相の大腿直筋、大腿二頭筋、前脛骨筋、腓腹筋の活動がバランス歩行時に有意に増加し、今回測定したすべての下肢筋活動の高まりが確認された。単下肢支持期である立脚相では、体幹が安定した一側下肢上で前進し、この時反対側下肢は遊脚相にあるため、前進するための安定性も要求される（Perry, 2012）。20cm幅の歩行路をはみ出すことなく、立脚時間が延長されるバランス歩行時には、より安定性が要求されるため、すべての筋活動量がバランスよく増加することで、安定した前方移動が可能となると推察した。このことは、バランス歩行時には立脚時間の延長が歩行パラメーターの変化に、より影響を与えるとした歩行パラメーターの分析結果とも矛盾しない。

　また、遊脚相ではバランス歩行時の前脛骨筋の活動が有意に高かった。前脛骨筋は、足関節を背屈させる筋であり、歩行周期全体を通して活動する筋（中村ら, 2000）であるが、とくに遊脚相に足関節を背屈方向に動かし、床クリアランス（地面と足部の空間）を確保するために重要とされる（Perry, 2012）。よって、遊脚相が有意に延長するバランス歩行時に活動が高まったと考えられる。

　ただし遊脚相では、大腿直筋と大腿二頭筋の筋活動は最速歩行時に最も高かった。大腿直筋は、遊脚初期において膝関節の運動を制御しながら、股関節屈筋として下肢の振り出しの加速に作用し（池添ら, 2001）、大腿二頭筋は遊脚終期に股関節

屈曲を制限して足部の位置を調整するためにその活動が最大となる（Perry, 2012）。岩瀬ら（2013）は、最速歩行と大腿四頭筋筋力に有意な相関を認め、大腿四頭筋筋力は身体を前方へ進める推進力として、とくに最速歩行時にその役割が大きいと述べている。本研究においても、大腿四頭筋の中心的な筋である大腿直筋の活動が最速歩行時に最も高まり、その大腿直筋の活動により生じた下肢の急速な推進力を制動するために、大腿二頭筋の活動も高まったものと推察した。

なお、遊脚相における腓腹筋の筋活動には3群間に有意差が認められなかったが、腓腹筋は遊脚相にはほとんど筋活動が生じないことが明らかにされており（Stanawayら, 2011）、歩行速度を変えても影響が少なかったと考えられる。

これらの結果から、幅20cm、長さ5mの歩行路をできる限りゆっくり歩くバランス歩行は、下肢の筋活動がバランスよく高まることから、高齢者の歩行能力向上や下肢筋力の協調トレーニングとして活用できる可能性が示された。またバランス歩行は、特殊な機器やスペースを必要とせず簡便に行えることから、高齢者の介護予防対策としての活用が期待される。

なお、本研究は公益財団法人大阪ガスグループ福祉財団からの研究助成を受けて行われた。また、本研究の内容は、「村田　伸, 甲斐義浩, 安彦鉄平, 他：高齢者用歩行評価法"バランス歩行テスト"の開発. 健康支援 19（1）: 1-8, 2017」に掲載された論文に加筆・修正を加えたものである。

# 第9章 総合考察

第1節　本研究結果のまとめ …………………………………………………152
第2節　健常成人を対象にした歩行分析に関する総合考察 ………………156
第3節　地域在住高齢者や虚弱高齢者および障害者を
　　　　対象にした歩行分析に関する総合考察………………………159
第4節　結　語 …………………………………………………………………162

## 第1節　本研究結果のまとめ

　歩行能力の評価は、我々理学療法士にとって最も重要視される評価の一つである。とくに、理学療法の現場では観察による歩行分析が普及しており、主に歩行の質的な問題を解明するために行われる。ただし、理学療法士の習熟度によって結果が変わってしまうこと、習熟していない理学療法士であれば何度も患者を歩行させ疲労させてしまうこと、客観性に乏しいことなどが弱点である。

　定量的な歩行評価として最も一般的な方法は、ストップウォッチを用いた歩行速度の計測である。簡便で有用な方法ではあるが、詳細な歩行分析を行うことはできない。また近年では、光学式3次元動作解析装置が歩行分析研究のゴールドスタンダードとして位置づけられているが、機器が非常に高価なことや、設置および計測のための環境整備が必要であることなどから、臨床現場で使用するのは難しい。3軸加速度計は、3次元動作解析装置と比較して設置場所や動作の制約が少なく、簡便かつ定量的に歩行を解析することが可能であるが、立脚時間や遊脚時間などの時間パラメーター、および足角や歩行角などの空間パラメーターなど、詳細な歩行分析を行うことはできない。これら問題点に対して、いくらかの制約はあるものの3次元動作解析装置より安価で場所をとらず、詳細な歩行パラメーターが解析できるシート式足圧センサーを用いた歩行分析装置が紹介された。

　本研究で使用されたシート式歩行分析装置は、シート式足圧接地足跡計測装置ウォーク WayMW-1000（アニマ株式会社製）と簡易歩行分析装置 GAITRite（CIRシステムズ社製）である。ただし、下肢筋群の活動性を評価するために、筋電図装置と同期できる光学式歩行分析装置 OPTOGAIT（MICROGATE 社製）を一部の研究で使用した。OPTOGAIT はシート式歩行分析装置とは異なり、高感度光学センサーを搭載した2本1対のセンサーユニットから構成される歩行分析装置である。

　ここで、本研究の結果をもう一度、簡潔に要約する。第1章では、歩行分析に関する従来の研究が展望された結果、歩行分析を行うことの重要性ならびに従来の研究における様々な問題点が指摘された。

　問題点1 として、歩行速度の計測について最速歩行や最適歩行で行われることが一般的であるが、性差や左右差などを含めた詳細な歩行パラメーターのデータ解析が行われていないこと、また歩行能力の評価には最適歩行と最速歩行のどちらで評価すべきかについて、十分に検討されていないことが問題点として指摘された。

　また 問題点2 として、歩行速度と身体機能や日常生活活動能力との関連について

は多くの報告があるが、歩隔や足角、歩行周期に関するパラメーターとの検討が不十分であること、さらに、歩行速度の加齢変化に関する研究は繰り返し報告されているが、歩行速度以外のパラメーターの検討は十分になされていないことが示された。

さらに、歩行中の上肢の役割は歩行効率を高めるために作用するとされるが、問題点3として、上肢が固定された場合や荷物を持って歩行する際に、歩行にどのような影響が生じるのかについて検討した研究がないことが示された。また問題点4として、歩行分析の大半は前向き歩行の評価であり、後ろ向き歩行の評価は確立されておらず、詳細な歩行パラメーターの分析や下肢筋活動の解析を行っている研究がないことが挙げられた。

問題点5として、転倒リスク評価として近年注目されている二重課題条件下での歩行能力評価について、詳細な歩行パラメーターの特徴を明らかにした研究がないこと、また歩きながらスマートフォンを操作する（歩きスマホ）ことによる事故やトラブルが起こっているが、歩きスマホが歩容に及ぼす影響を科学的に検討されていないことが指摘された。

また、高齢者の虚弱状態を引き起こす要因として、歩行中の転倒事故や高齢期の精神疾患に多い「うつ」が問題となっているが、歩行解析装置によって歩容の特徴を明らかにした研究がないことが問題点6として挙げられた。

最後に問題点7として、理学療法の効果判定に歩行分析を用いることが多いが、脳卒中片麻痺患者の下肢装具について、麻痺側のみならず非麻痺側までの歩行パラメーターを詳細に分析した研究が皆無であること、また健康用具として認知度の高い「踵のないスリッパ（踵なしスリッパ）」について、科学的にその効果を歩行分析および運動学的に検証した報告がないことが指摘された。

第2章においては、第1章で指摘された問題点1を解決するために、まず健常成人を対象に、歩行速度の違いによる歩行パラメーターと下肢筋活動の特徴を検討した。その結果、下肢筋活動は最適歩行に比べて最速歩行ではすべての筋活動が2倍前後増加し、とくに遊脚相の大腿直筋は約3倍増加することが明らかとなった。また、歩行パラメーターの分析から、最速歩行と最適歩行のどちらであっても再現性の高い測定値が得られるが、自身の歩行能力をパフォーマンスとしてより的確に引き出すためには、最適歩行よりも最速歩行の方が優れていることが示唆された。このことは、要介護高齢者を対象としても最適・最速歩行ともに良好な再現性が示されたが、バランスを評価したFunctional Reach Testと虚弱高齢者用10秒椅子立ち上がりテストとの相関分析結果から、最速歩行の方が要介護高齢者のバランス能力を反映する歩行様式であることが確認された。

第3章では第1章で指摘された問題点2を解決するために、まず健常成人を対象に、歩行パラメーターと下肢筋力やバランス能力との関連を検討した結果、最速歩行時には腓腹筋の筋力が歩隔に、最適歩行時には大腿四頭筋およびハムストリングスの筋力が立脚時間に関連することが認められ、さらに歩隔は立位バランスとの関連が示された。また、地域在住高齢者を対象に検討した結果、膝伸展筋力、足趾把持力、片脚立位保持時間の3項目は、すべての歩行パラメーターと有意な相関を示した。また、身長は歩行速度およびストライド長と有意な相関を示し、握力と上体起こしは歩行速度および立脚時間と有意な相関を示した。

　第4章においては、第1章で指摘された問題点3を解決するために、歩行中の上肢の位置や物を運搬する際の上肢の使い方の違いが、歩行パラメーターに与える影響について検討した。その結果、腕を胸の前や腰で組んで固定しながら歩行すると、歩行速度や歩幅・足角が有意に減少したことから、上肢の固定が歩行に及ぼす影響について明らかにした。また、荷物を持って歩行する際は、利き手で荷物を持つことで、歩行速度と歩行の安定性が保たれる可能性が示された。

　第5章では問題点4を解決するために、後ろ向き歩行の特徴について歩行分析と下肢筋活動の分析から検討した。その結果、後ろ向き歩行ではとくにストライドの減少に伴い歩行速度が低下し、同時に歩隔を広げることで歩行の安定化を図っていることが示唆された。下肢筋活動に注目すると、立脚相および遊脚相ともに通常歩行より有意な増加が認められ、後ろ向き歩行はバランストレーニングや下肢筋群の協調トレーニングとして活用できる可能性が示された。

　第6章では第1章で指摘された問題点5を解決するために、地域在住高齢者を対象に二重課題条件下での歩行パラメーターを分析した結果、二重課題歩行における歩行速度の低下には、歩行率・歩幅・ストライド長の短縮、および立脚時間と両脚支持時間の増大が影響していること、とくに立脚時間と両脚支持時間の増加が歩行速度低下に大きく関与していることが示された。大学生を対象に行った歩きスマホの歩行分析でも、歩幅やストライド長が短縮し、立脚時間や両脚支持時間の延長により、歩行速度が低下することが明らかとなった。

　高齢者の虚弱を引き起こす主な身体的要因として「転倒・骨折」が挙げられ、精神的要因として「抑うつ」が挙げられる。第7章では第1章で指摘された問題点6を解決するために、有料老人ホームに入居中の高齢者を対象に、転倒を経験した高齢者や抑うつ傾向にある高齢者の歩容の特徴を検討した。その結果、転倒経験高齢者の歩容の特徴として、歩行速度の低下に関与するストライド長や歩幅、および立脚時間や両脚支持時間の変化とともに、不安定な歩行を安定させるための歩隔や歩行角の変化が生じていることが示された。また、抑うつ傾向にある高齢者の歩容の

特徴として、歩行速度の低下に関与するストライド長や歩幅の減少と立脚時間や両脚支持時間の延長が認められたが、立位バランスの有意な低下は認められず、転倒しやすい高齢者の特徴である不安定なバランスを補完するための歩隔や歩行角の増大は認められなかった。よって、抑うつ傾向にある高齢者が転倒しやすい理由として、抑うつ傾向自体が立位バランスの低下を引き起こすとは考え難く、注意力の低下や不活動による体力低下の影響によるものと推察された。

　第8章においては、第1章で指摘された最後の問題点を解決するために、歩行分析装置を用いて測定した歩行パラメーターの変化から、短下肢装具および踵なしスリッパの効果を検証した。脳卒中片麻痺者の短下肢装具装着時における歩行パラメーターは、裸足時と比べ歩行速度と歩行率が有意に増加した。また下肢の非対称性の減少に加え、非麻痺側立脚時間が有意に短縮し、非麻痺側遊脚時間が有意に延長した。このことから、短下肢装具装着の効果は麻痺側下肢よりむしろ非麻痺側下肢に影響を及ぼすことが示された。健常成人女性を対象に踵なしスリッパの効果について検証した結果、踵なしスリッパの着用は，歩幅を狭めるが素早く1歩を出すことで通常のスリッパと同じ歩行速度を保ち、大腿直筋や腓腹筋の筋活動を効果的に高める可能性が示された。

　また最後に、筆者らが開発した歩隔を制限しながら超低速で歩行する「バランス歩行テスト」の運動学的メカニズムについて、歩行分析装置や筋電図装置を用いて検証した。その結果、バランス歩行は通常歩行と比べて歩行速度、立脚時間、両脚支持時間、遊脚時間は有意に延長し、歩幅、ストライド長、歩行率は有意に減少した。また、バランス歩行中の大腿直筋、大腿二頭筋、前脛骨筋、腓腹筋の活動が有意に増加した。今回の結果から、バランス歩行では下肢の筋活動がバランスよく高まることから、高齢者の歩行能力向上や下肢筋力の協調トレーニングとして活用できる可能性が示された。またバランス歩行は、特殊な機器やスペースを必要とせず簡便に行えることから、高齢者の介護予防対策としての活用が期待される。

## 第2節　健常成人を対象にした歩行分析に関する総合考察

　本研究では、健常成人を対象に10の研究を行っている。まず第2章において、歩行速度の違いによる歩行パラメーターと下肢筋活動の特徴を検討した。具体的には、最速歩行と最適歩行による測定値の信頼性、歩行パラメーターの性差や利き足と非利き足の特徴、および下肢筋活動の特徴について検討した。歩行分析の結果、最速歩行と最適歩行のいずれでも歩幅や歩行速度、歩行率などのパラメーターに高い再現性が認められた。性差は最適歩行より最速歩行で有意差が認められ、利き足と非利き足については、歩行中のすべての測定値に有意差は認められなかった。下肢筋活動については、最速歩行ですべての筋活動が2倍前後増加し，遊脚相における大腿直筋は約3倍の増加が認められた。これらのことから、臨床現場での歩行分析は最速歩行と最適歩行のどちらであっても、再現性の高い測定値が得られることが示唆された。ただし、その人の持つ歩行能力をパフォーマンスとしてより的確に引き出すためには、最適歩行よりも最速歩行の方が優れていることが示された。

　また、第2章の結果に基づいて、第3章では最適歩行と最速歩行の歩行パラメーターと下肢筋力や最大一歩幅などの身体機能を測定し、それぞれの関連を検討した。その結果、速度変化にかかわらず歩隔は最大一歩幅と有意な相関を認め、また最速歩行の歩隔のみに腓腹筋筋力と有意な相関が認められた。このことから、速度や歩行率および歩幅のように、臨床現場で注目されることが少なかった歩隔を評価する意義が示された。

　歩行には、下肢の機能や運動のみならず、上肢の動きや体幹の機能も影響を及ぼす。上肢の振りによる肩甲帯の回旋と骨盤の逆方向への回旋が、効率的な歩行にとって必要不可欠なことは明らかである（Murrayら，1966）。ただし、日常生活における歩行中の上肢は手を振るだけでなく、腕を前で組んだり手を後ろに組むなど、上肢を固定している場合も多い。さらに、歩行は荷物を運搬する手段としても使われるが、歩行中の上肢の位置や荷物の持ち方の違いによる歩行分析は行われていない。そこで第4章では、歩行中の手の位置や運搬方法の違いが歩行パラメーターに与える影響について検討した。その結果、上肢の自動的な固定は歩行中の上肢と体幹によるバランス制御を低下させること、およびその対応策として歩幅と歩行速度を減少させてバランスを保持することが示唆された。また、歩幅の減少は股関節伸展角度を減少させ、その代償として骨盤の回旋が増大して足角が減少したと考えられる。その結果として、歩行中の外側方向への制動力が減少すると考えられ

ることから、高齢者が手を組んで歩く場合には、つま先を外に向けるように指導することで転倒予防につながる可能性が示された。一方、運搬方法については利き手で荷物を持つことで歩行速度や安定性が保たれることが示唆され、とくに高齢者が荷物を持つ場合は利き手で持つことで、転倒予防につながる可能性が示された。

　これまでの歩行分析の大半は前向き歩行の分析であり、後ろ向きでの歩行分析は行われてこなかった。後ろ向き歩行は、日常生活では反復・連続した動作になることは少ないが、引き戸を引く際や椅子に座る際、整容時の鏡に映る範囲調節をする際などに行われる。また、近年では転倒予防教室やパーキンソン病患者に対する理学療法として後方歩行が取り入れられている（二階堂ら，2011）。第5章では、後ろ向き歩行中の歩行パラメーターと筋活動について検討した。その結果、後ろ向き歩行では速度、歩行率、歩幅、ストライド長が有意に減少し、立脚時間、遊脚時間、両脚支持時間の有意な増加が認められた。筋活動では、立脚相の大腿直筋と前脛骨筋、遊脚相の大腿二頭筋が有意に増加した。これらのことから、後ろ向き歩行の運動学的特徴が明らかになるとともに、後ろ向き歩行がバランス練習や筋の協調性トレーニングとして利用できる可能性が示された。

　近年、スマートフォンの普及が急速に進み、歩きながらスマートフォンを操作（歩きスマホ）するために、転倒や転落事故あるいは人や物に衝突することによるトラブルが社会問題となっている。これまでの研究では、歩きスマホによって転倒リスクが高まることや歩行ルートの逸脱などの現象を捉えた研究はあるが、歩きスマホが歩容に及ぼす影響を科学的に検討した報告は見当たらない。そこで第6章において、通常歩行と歩きスマホの歩行パラメーターを比較し、歩きスマホが歩容にどのような影響を及ぼすのかを検証した。その結果、歩きスマホは通常歩行に比べて、歩行速度・歩幅・ストライド長が有意に減少、立脚時間と両脚支持時間は有意に増加し、歩隔は増加傾向を示した。以上のことから、歩きスマホは歩幅やストライド長が短縮し、立脚時間や両脚支持時間が延長することで、歩行速度が低下することが明らかとなった。

　第8章では、健康用具として一般に普及している「踵なしスリッパ」を着用することによる効果について、歩行分析と筋電図学的分析により検証を試みた。その結果、踵なしスリッパ歩行が通常のスリッパ歩行に比べて、歩幅・ストライド長・両脚支持時間は有意に短縮したが、立脚時間・遊脚時間・歩行速度・歩行率に有意な変化を認めなかった。筋活動では、立脚期の大腿直筋と腓腹筋の筋活動が有意に増大した。以上のことから、踵なしスリッパの着用は、歩幅を狭めるが素早く1歩を出すことで通常のスリッパと同じ歩行速度を保ち、大腿直筋および腓腹筋の筋活動を効果的に高める可能性が示された。

最後に、筆者らが考案した、幅20cm・長さ5mの歩行路をはみ出すことなくゆっくり歩行する「バランス歩行テスト」の運動学的メカニズムの解明を試みた。その結果、バランス歩行は通常歩行と比べて歩行速度、立脚時間、両脚支持時間、遊脚時間が有意に延長し、歩幅、ストライド長、歩行率が有意に減少した。また、バランス歩行中の大腿直筋、大腿二頭筋、前脛骨筋、腓腹筋の活動が有意に増加した。今回の結果から、バランス歩行では下肢の筋活動がバランスよく高まることから、高齢者の歩行能力向上や下肢筋力の協調トレーニングとして活用できる可能性が示された。またバランス歩行は、特殊な機器やスペースを必要とせず簡便に行えることから、高齢者の介護予防対策としての活用が期待される。

　健常成人を対象としたこれらの研究は、高齢者や障害のある対象者を行う前の基礎的研究として位置づけられる。短距離の歩行で、客観的データが集積できるシート式足圧センサー歩行分析装置による方法は、高齢者や障害のある人でも負担をかけることなく、再現性や妥当性の高い測定値が計測できる可能性が示された。

## 第3節　地域在住高齢者や虚弱高齢者および障害者を対象にした歩行分析に関する総合考察

　第2章の第1節および第2節において、健常成人を対象に行った歩行速度の違いによる歩行パラメーターと下肢筋活動の特徴を検討した研究を受けて、第2章の第3節では、最適歩行と最速歩行の再現性と妥当性について、要介護高齢者を対象に検討した。その結果、最適・最速歩行における歩行速度や歩行率などの各歩行パラメーターの再現性は概ね高かった。また、最適・最速歩行における多くの歩行パラメーターと Functional Reach Test（FRT）ならびに 10-second Chair-Stand Test for the Frail Elderly（Frail CS-10）との間に有意な相関が認められた。ただし、最適歩行における歩隔と総軌跡長は Frail CS-10 との間に有意な相関は認められなかった。これらの知見から、健常成人と同様に最適・最速歩行はともに良好な再現性と妥当性が確認されたが、その人の持つバランス能力を評価するためには最速歩行の方がより優れていることが示唆された。

　Lundin-Olsson ら（1997）が、歩行中に話しかけられると立ち止まってしまう高齢者は転倒しやすいことを報告して以来、二重課題条件下での歩行評価が注目されるようになった。二重課題を用いた歩行研究では、歩行速度や歩幅、歩行時間に関する報告はあるが、詳細な歩行パラメーターの特徴を明らかにした研究は見当たらない。そこで第6章の第1節において、高齢者における二重課題条件下での歩行の特徴を検討した。その結果、二重課題歩行は通常歩行に比べて、歩行速度・歩行率・歩幅・ストライド長が有意に低下し、立脚時間と両脚支持時間は有意に延長した。さらに、百分率でみると歩幅やストライド長の減少率よりも立脚時間と両脚支持時間の延長率のほうが大きかった。これらのことから、二重課題歩行中の歩行速度の低下は、歩行の距離因子の短縮と時間因子の延長が関与しており、とくに立脚時間と両脚支持時間の延長が歩行速度の低下により影響していることが示唆された。

　第7章では、高齢者施設に入居している高齢者を対象に、転倒経験高齢者と抑うつ傾向にある高齢者の歩容の特徴を検討した。転倒経験高齢者は非転倒高齢者と比べて歩行速度が遅い。その理由としてストライド長や歩幅が狭く、立脚時間や両脚支持時間が長いことが示された。また、歩隔や歩行角が広いという特徴が明らかとなった。さらに、非転倒群の測定値と差が大きかったのは進行方向の距離因子（ストライド長・歩幅）や時間因子（立脚時間・両脚支持時間）よりも、左右方向の距離因子である歩隔や歩行角であった。これらの知見から、転倒経験高齢者の歩容の特

徴として、歩行速度の低下に関与するストライド長や歩幅、および立脚時間や両脚支持時間の変化とともに、不安定な歩行を安定させるための歩隔や歩行角の変化が生じていることが示唆された。すなわち、転倒を経験した高齢者は、歩行の効率性よりも安定性を優先していることがうかがえた。また、短距離の歩行分析でも高齢者の転倒を予測し、転倒の危険性が高い高齢者やその家族に注意喚起することで、転倒予防に貢献できる可能性が示された。

抑うつ傾向にある高齢者も、転倒経験高齢者と同様に非抑うつ傾向群に比べて歩行速度が有意に遅かった。また、その特徴としてストライド長や歩幅が狭く、立脚時間と両脚支持時間が長いことも共通していた。ただし、転倒しやすい高齢者の特徴である不安定なバランスを補完するための歩隔や歩行角の増大は認められなかった。これらのことから、抑うつ傾向にある高齢者が転倒しやすい理由として、抑うつ傾向自体が立位バランスの低下を引き起こすとは考え難く、注意力の低下や不活動による体力低下の影響によるものと推察された。

歩行分析は、理学療法を行う上での問題点を探すための課程であり、理学療法の効果判定を行うための手段でもある。また、杖や装具および義足などの適合判定や効果判定としても行われる。第8章では、脳卒中片麻痺患者を対象に短下肢装具装着による効果について、歩行分析装置を用いて検討した。その結果、短下肢装具装着時の歩行パラメーターは、裸足時と比べて歩行速度と歩行率が有意に増加した。また、下肢の非対称性の減少に加え、非麻痺側立脚時間は有意な短縮を認め、非麻痺側遊脚時間は有意な延長を認めた。これらの知見から、短下肢装具装着の効果は麻痺側下肢よりむしろ非麻痺側下肢に影響を及ぼすことが示された。よって、脳卒中片麻痺者の歩行分析は、短下肢装具装着肢のみならず非装着肢も含めた評価の重要性が示唆された。

高齢者や障害者を対象としたこれらの研究でも、健常成人を対象とした研究を追認する事項が多かった。よって、短距離の歩行で客観的データが集積できるシート式足圧センサー歩行分析装置による方法は、高齢者や障害のある人でも負担をかけることなく、再現性や妥当性の高い測定値が計測できることが示された。また、転倒経験高齢者や抑うつ傾向にある高齢者の歩行の特徴を明らかにし、短距離の歩行分析でも高齢者の転倒を予測し、転倒の危険性が高い高齢者やその家族に注意喚起することで、転倒予防に貢献できる可能性が示された。

ただし、本研究は横断研究であるため、歩行が高齢者の転倒や抑うつ状態に影響を与えたのか、それとも転倒経験や抑うつ状態にあることが歩行に影響を与えているのかは明らかにできない。今後は、高齢者や障害者の対象者数を増やし、本研究結果を一般化することが必要であり、追跡調査や介入研究などの縦断的研究を行う

ことが課題である。

第9章　総合考察

## 第4節　結　語

　本研究では、短距離の歩行で客観的データが集積できるシート式足圧センサー歩行分析装置を用いて行った実験および調査研究から、下記の結果が得られた。

①最速歩行と最適歩行のいずれであっても歩行パラメーターの再現性は高いが、その人の持つパフォーマンス、とくにバランス能力をより的確に引き出すためには、最適歩行よりも最速歩行の方が優れていることが示された。

②上肢を身体の前や後ろで組んで歩くと、歩幅と歩行速度を減少させてバランスを保持すること、また荷物を運ぶ時は利き手で持った方が歩行速度や安定性が保たれることが示唆された。

③後ろ向き歩行の運動学的特徴を明らかにし、後ろ向き歩行がバランス練習や筋の協調性トレーニングとして利用できる可能性が示された。

④歩きスマホは歩幅やストライド長が短縮し、立脚時間や両脚支持時間が延長することで、歩行速度が低下することが明らかとなった。

⑤高齢者の二重課題条件下における歩行速度の低下は、とくに立脚時間と両脚支持時間の延長により生じていることが示唆された。

⑥転倒を経験した高齢者は、歩行速度の低下に関与するストライド長や歩幅、および立脚時間や両脚支持時間の変化とともに、不安定な歩行を安定させるために歩隔や歩行角が広がっていることが確認された。

⑦抑うつ傾向にある高齢者にも、転倒経験高齢者と同様の歩行の特徴がみられたが、不安定なバランスを補完するための歩隔や歩行角の増大は認められなかった。このことから、抑うつ傾向自体が転倒を引き起こすのではなく、注意力の低下や不活動による体力低下の影響によるものと推察された。

⑧脳卒中片麻痺者における短下肢装具装着の効果は、麻痺側下肢よりむしろ非麻痺側下肢に影響を及ぼすことが示された。

⑨健康用具として普及している「踵なしスリッパ」着用での歩行は、歩幅を狭めるが素早く1歩を出すことで、通常のスリッパと同じ歩行速度を保ち、大腿直筋および腓腹筋の筋活動を効果的に高める可能性が示された。

⑩幅20cm・長さ5mの歩行路をはみ出すことなくゆっくり歩行するバランス歩行は、下肢の筋活動がバランスよく高まること、また特殊な機器やスペースを必要とせず簡便に行えることから、高齢者の介護予防対策としての活用が期待される。

などの臨床的意義が示された。

## 〔引用文献〕

- Andrews AW, Thomas MW, Bohannon RW: Normative values for isometric muscle force measurements obtained with hand-held dynamometers. Phys Ther, 1996, 76: 248-259.
- Andriacchi TP, Ogle JA, Galante JO: Walking speed as a basis for normal and abnormal gait measurements. J Biomech, 1977, 10 (4): 261-268.
- ATS Statement: Guidelines for the six-minutes walk test. Am J Respir Crit Care Med, 2002, 166 (1): 111-117.
- 赤平年三:歩行の加齢現象とめまい平衡障害例の歩行分析.日本耳鼻咽喉科学会会報.1999, 102 (2): 277-285.
- 青田安史,服部浩司:歩行障害に関する臨床観察のポイント.理学療法, 2002, 19 (2): 300-306.
- 阿部 長,丸山 泉,古田祐二:脳卒中片麻痺患者の各種運動機能評価における最高測定値出現様式とその影響因子.理学療法学, 1999, 26 (7): 305-309.
- 阿部浩明,黒後裕彦,伊藤 悟 他:プラスチック短下肢装具装着が脳卒中片麻痺者の歩行に及ぼす影響 最大歩行速度と歩行中の距離的因子について.理学療法の歩み, 2003, (14): 32-37.
- 安彦鉄平,村田伸,山﨑康平・他:歩行中の手の位置が歩行パラメータに与える影響.ヘルスプロモーション理学療法研究, 2013, 3 (3): 119-122.
- 安藤正志,丸山仁司,小坂健二:異なる歩行速度が快適歩行に及ぼす影響.理学療法学, 1995, 22 (1): 10-13.
- Beauchet O, Dubost V, Gonthier R, et al.: Dual-task-related gait changes in transitionally frail older adultsthe type of the walking associated cognitive task matters. Gerontology, 2005, 51: 48-52.
- Bilney B, Morris M, Webster K: Concurrent related validity of the GAITRite walkway system for quantification of the spatial and temporal parameters of gait. Gait Posture, 2003, 17 (1): 68-74.
- Blake AJ, Morgan K, Bendall MJ: Falls by elderly people at home: prevalence and associated factors. Age Ageing, 1988, 17: 365-372.
- Bohannon RW: Comfortable and maximum walking speed of adults aged 20-79 years: reference values and determinants. Age and ageing. 1997, 26 (1):15-19.
- Bohannon RW, Smith J, Hull D, et al: Deficits in low extremity muscle and gait performance among renal transplant candidates. Arch Phys Med Rehabil, 1995, 76: 547-551.
- Bohannon RW, Walsh S, Nature: reliability and predictive value of muscle performance measures in patients with hemiparesis following stroke. Arch Phys Med Rehabil, 1992, 73: 721-725.
- Buchner DM1, Cress ME, Esselman PC, et al: Factors associated with changes in gait speed in older adults. J Gerontol A Biol Sci Med Sci. 1996, 51 (6): M297-302.
- Burnfield JM, Josephson KR, Powers CM, et al: The influence of lower extremity joint torque on gait characteristics in elderly men. Arch Phys Med Rehabil, 2000, 81 (9): 1153-1157.
- Cooper R, Kuh D, Hardy R: Objectively measured physical capability levels and mortality:

- systematic review and meta-analysis. BMJ, 2010, 341.
- Cummings SR, Nevitt MC: A hypothesis: the cause of hip fractures. J Gerontol, 1989, 44 (4) : 107-111.
- Cutlip RG, Mancinelli C, Huber F, et al.: Evaluation of an instrumented walkway for measurement of the kinematic parameters of gait. Gait Posture, 2000, 12 (2) : 134-138.
- Demakakos P, Cooper R, Hamer M, et al: The bidirectional association between depressive symptoms and gait speed. evidence from the English Longitudinal Study of Ageing (ELSA) , PLoS One, 2013; 8 (7) : e68632.
- Demura T, Demura S: Relationships among gait parameters while walking with varying loads. Journal of Physiological Anthropology, 2010, 29 (1) : 29-34.
- Diamond M, Ottenbacher K, et al: Effect of a tone-inhibiting dynamic ankle foot orthosis on stride characteristic of an adult with hemiparesis. Phys Ther, 1990, 70 (7) : 423-430.
- Dubo HI, Peat M, Winter DA: Electromyographic temporal analysis of gait: normal human locomotion. Arch Phys Med Rehabil, 1976, 57: 415-420.
- Duncan PW, Studenski S, Chandler J, et al: Functional reach: predictive validity in a sample of elderly male veterans. J Gerontol, 1992, 47 (3) : M 93-98.
- Elaine C, Rodacki AL, Bento PC: Balance, gait, functionality and strength: comparison between elderly fallers and non-fallers. Braz J Phys Ther 19: 146-151, 2015.
- Elftman H: The function of the arms in walking. Hum Biol, 1939, 11: 529-535.
- 榎 勇人, 野村卓生, 岡崎里南・他：片側変形性股関節症患者における最適歩行の分析. 国立大学理学療法士学会誌、2005, 26:11-13.
- 江原義弘, 山本澄子：関節モーメントによる歩行分析. 臨床歩行分析研究会, 医歯薬出版, 東京, 2001, 19-22.
- Fernandez BML, Buchthal F, Rosenfalck P: The pattern of muscular activity during the arm swing of natural walking. Acta Physiol Scand, 1965, 63: 296-310.
- Folstein MF, Folstein SE, McHugh PR: "Mini-Mental State". A practical method for grading the cognitivestate of patients for the clinician. J Psychiatr Res, 1975, 12: 189-198.
- Fransen M, Crosbie J, Edmonds J：Reliability of gait measurements in people with osteoarthritis of the knee. Phys Ther, 1997, 77 (9) : 944-953.
- Furuna T, Nagasaki H, Nishizawa S, et al: Longitudinal Change in the Physical Performance of Older Adults in the Community. Journal of the Japanese Physical Therapy Association. 1998, 1 (1) :1-5.
- 後藤亮吉, 東桃子, 永井雄太：地域在住高齢者における身体機能の加齢変化と身体活動との関係. 愛知県理学療法学会誌. 2012, 24 (2) : 60-65.
- 藤澤宏幸、吉田忠義、小野部 純・他：若年健常者における後ろ歩きの速度制御に関する研究. 理学療法学, 2010,37 (1) : 17-21.
- 藤野 圭：日常診療におけるロコモの現状と対策. THE BONE, 2010, 24 (1) : 73-76.
- Gabell A, Simons MA, Nayak US, Falls in the healthy elderly: predisposing causes. Ergonomics. 1985, 28 (7) : 965-975.
- Gardner E, Gray D, O' Rahilly R: A Regional Study of Human Structure. In: W. B. Saunders (Ed), Anatomy. Philadelphia 1971, 263.

- Gibson MJ: Improving the health of older people. pp296-315, Oxford University Press, New York, 1990.
- Gillespie LD, Gillespie WJ, Robertson MC, et al: Interventions for preventing falls in elderly people. Cochrane Database Syst Rev, 2009, 2: CD007146.
- Greenspan SL, Myers ER, Maitland LA, et al: Fall severity and bone mineral density as risk factors for hip fracture in ambulatory elderly. JAMA, 1994, 271: 128-133.
- Guralnik JM, Ferrucci L, Pieper CF, et al: Lower extremity function and subsequent disability consistency across studies, predictive models, and value of gait speed alone compared with the Short Physical Performance Battery. The Journals of Gerontology Series A: Biological Sciences and Medical Sciences. 2000, 55（4）: M221-M231.
- Hausdorff JM, Rios DA, Edelberg HK: Gait variability and fall risk in community-living older adults: a 1-year prospective study. Arch Phys Med Rehabil. 2001 82（8）: 1050-1056.
- Hasher L, Zacks RT: Working memory comprehension and aging － A view and a new view － In the psychology of learning and motivation. Academic Press San Diego, 1998, 22: 193-224.
- Helbostad JL, Sletvold O, Moe-Nilssen R: Home training with and without additional group training in physically frail old people living at home: effect on health-related quality of life and ambulation. Clin Rehabil, 2004, 18（5）: 498-508.
- Helen J. Hislop, Jacqueline Montgomery（著）, 津山直一, 中村耕三（訳）: 新・徒手筋力検査法, 原著第8版. 協同医書出版社, 東京, 2008, 218-236.
- Holand J, Walker I, Levin WC, et al: Fear of falling among the community-dwelling elderly. J Aging Health, 1993, 5: 229-243.
- Holden M, Gill K, Magliozzi M, et al: Clinical gait assessment in the neurologically impaired. Phys Ther, 1984, 64（1）: 35-40.
- Hollman JH, Kovash FM, Kubik JJ, et al: Age-related differences in stride-to-stride variability during dual task walking: a pilot study. J Geriatric Physical Therapy, 2004, 27: 83-87.
- Holm I, Tveter AT, Fredriksen PM, et al: A normal sample of gait and hopping on one leg parameters in children 7-12 years of age, Gait Posture, 2009, 29: 317-321.
- Hyman IE Jr, Boss SM, Wise BM et al: Did you see the unicycling clown? Inattentional blindness while walking and talking on a cell Phone. Appl Cognit Psychol, 2010, 24: 597-607.
- Hyong IH: The effects on dynamic balance of dual-tasking using smartphone functions. J Phys Ther Sci, 2015, 27（2）: 527–529.
- 芳賀信彦: 歩行分析の手法と中高年の歩行. 医学のあゆみ, 2011, 236: 477-481.
- 林 秀美, 吉本陽二, 上田正和・他: 身体機能評価における最大1歩幅測定の有用性について. 奈良理学療法科学, 2010, 3: 33-34.
- 半田健壽: 運動学習の運動療法への応用. 理学療法, 1994, 11（1）: 35-40.
- 廣瀬 昇, 桐山希一: 歩行速度の違いによるPhysical Cost Indexと主観的運動強度の関係に関する検討. 日本スポーツリハビリテーション学会誌, 2013, 2: 31–35.
- 冷水陽子, 阿久根和恵, 浜田和美・他: 下肢深部静脈血栓症予防に対する間歇的下肢加圧装置の有用性. 日本手術医学会誌, 2001, 22（1）: 28-31.

- 星野克之, 別府諸兄, 杉原俊弘・他：転倒予防教室における高齢者の歩行の変化. 骨折. 2005, 27 (1): 102-105.
- 本田春彦, 仙道美佳子, 高橋絵理：地域在宅高齢者における身体機能と抑うつ傾向の関連性. 保健福祉学研究, 2005, 3: 51-61.
- 本間秀文, 鈴木博人, 鈴木　誠・他：後方歩行の筋活動に関する研究. 理学療法科学, 2013, 28 (3): 323-328.
- 飯田　勝：歩行（基礎から臨床まで）歩行の生体力学：歩行分析の目的、歴史、方法. 理学療法と作業療法, 1986, 20 (1): 40-46.
- 飯盛仁志：歩行における前傾姿勢が下肢筋の筋活動量に及ぼす変化高齢者歩行との比較検討. 日医大誌, 1994, 61 (1): 17-25.
- 池田　望, 村田　伸, 大田尾　浩・他：地域在住女性高齢者の握力と身体機能との関係. 理学療法科学, 2011, 26 (2): 255-258.
- 池添冬芽, 市橋則明, 大畑光司・他：歩行時における速度と重錘負荷条件が下肢筋の筋活動に及ぼす影響. 京都大学医療技術短期大学部紀要, 2001, 21: 35-39.
- 板場英行：運動機能障害理学療法の近年的動向－体幹運動機能障害の治療理論と臨床実践連携－. 理学療法研究, 2015, 32: 7-11.
- 市橋則明：高齢者の機能障害に対する運動療法. 文光堂, 2010: 4-14. 49-58.
- 市橋則明：運動療法学, 第2版. 文光堂, 2008, 505.
- 井出里香, 五島史行, 吉田泰行：富士山頂における歩行バランスの評価. 登山医学, 2012, 32 (1), 122-126.
- 伊東　元, 長崎　浩, 丸山仁司・他：健常男子の最大速度歩行時における歩行周期の加齢変化. 日本老年医学会雑誌, 1989, 26 (4): 247-352.
- 井上剛伸、青木　慶、山崎伸也・他：股義足歩行における訓練歩行と日常歩行の比較. 国立身体障害者リハビリテーションセンター研究紀要, 2003, 23: 45-51.
- 猪飼哲夫、辰濃　尚、宮野佐年：歩行能力とバランス機能の関係. リハ医学, 2006, 43:828-833.
- 今田　元, 鈴木堅二, 中村隆一：Physiological Cost Indexによる脳卒中片麻痺患者の歩行機能評価. リハビリテーション医学, 1991, 28 (6): 491-494.
- 岩瀬弘明, 村田　伸, 阿波邦彦・他：高齢患者の最速歩行と最大低速歩行に及ぼす下肢筋力の貢献度. ヘルスプロモーション理学療法研究, 2013, 2 (4): 163-167.
- Kirsten Gotz-Neumann（著）, 月城慶一, 山本澄子, 他（訳）：観察による歩行分析. 医学書院, 東京, 2013, 5-47.
- Koyano, W, Shibata, H, Nakazato, K, et al: Measurement of competence, reliability and validity of the TMIG Index of Competence. Arch Agerontol Geriatr, 1991, 13: 103-116.
- 甲斐義浩, 村田　伸, 堀江　淳・他：要介護高齢者の5ｍ最速歩行速度とADL能力との関連. 総合リハビリテーション, 2011, 39:795-799.
- 甲斐義浩, 村田　伸, 田中真一：利き足と非利き足における足趾把持力および大腿四頭筋筋力の比較. 理学療法科学, 2007, 22 (3): 365-368.
- 加藤守匡, 朝田　隆：運動と認知症予防. 老年精神医学雑誌, 2014, 25 (12): 1320-1326.
- 加藤宗規, 山崎裕司, 柊　幸伸・他：ハンドヘルドダイナモメーターによる等尺性膝伸展筋力の測定　固定用ベルトの使用が検者間再現性に与える影響. 総合リハビリテーション. 2001, 29 (11): 1047-1050.

- 金子　諒, 藤澤真平, 佐々木　誠：足趾把持筋力トレーニングが最大速度歩行時の床反力に及ぼす影響. 理学療法科学, 2009, 24（3）：411-416.
- 河合　恒, 西原　賢, 比企静雄：高齢女性の自由歩行における立脚中の膝屈曲角度, 膝伸展力, 歩行パラメータとの関係. 理学療法科学, 2005, 20（4）：273-277.
- 川上　治, 加藤雄一郎, 太田壽成：高齢者における転倒・骨折の疫学と予防. 日老医誌, 2006, 43：7-18.
- 河野あゆみ, 金子克子：地域虚弱高齢者の1年間の自立度変化とその関連因子. 日本公衆衛生雑誌, 2000, 47（6）：508-516.
- 北川　薫（編）：健康・スポーツ科学テキスト　機能解剖・バイオメカニクス. 文光堂, 東京, 2011, 135-144.
- 木村和樹, 久保　晃, 石坂正大：健常成人における歩行時間から分析した左右差の検討. 理学療法科学, 2015, 30（3）：359–362.
- 桐山希一：足底圧の動的変化を指標とした健常成人の歩行制御および片麻痺歩行に関する研究. 医療保健学研究. 2012,（3）：1-40.
- 金　憲経、吉田英世, 鈴木隆雄, 他、高齢者の転倒関連恐怖感と身体機能-転倒外来受診者について-. 日本老年医学会雑誌, 2001, 38（6）：805-811.
- 金　憲経、鈴木隆雄, 吉田英世・他、都市部在住高齢女性の膝痛, 尿失禁, 転倒に関連する歩行要因、日本老年医学会雑誌, 2013, 50（4）：528-535.
- 黒後裕彦, 鈴木堅二, 大嶽昇弘・他：脳卒中片麻痺患者の最大歩行速度と立位バランスに対するAFOの効果. 日本義肢装具学会誌, 1997, 13（2）：145-150.
- 栗木明裕, 市川　浩, 田場昭一郎：競泳選手のクロール泳動作中の膝関節可動域および筋活動について：反張膝に着目して. 福岡大学スポーツ科学研究, 2014, 44（2）：67-75.
- 桑原洋一, 斉藤俊弘, 稲垣義明：検者内および検者間のReliability（再現性, 信頼性）の検討. 呼と循, 1993, 41（10）：945-952.
- 厚生労働省：「健康づくりのための身体活動基準2013」および「健康づくりのための身体活動指針（アクティブガイド）」について　http://www.mhlw.go.jp/stf/houdou/2r9852000002xple.html（2015/3/10アクセス）.
- 厚生労働省：今後の高齢者人口の見通しについて http://www.mhlw.go.jp/ seisakunitsuite/bunya/hukushi_kaigo/kaigo_koureisha/chiiki-houkats（2016/3/6アクセス）.
- 厚生労働省平成27年度版高齢者白書. http://www8.cao.go.jp/kourei/whitepaper/w-2015/zenbun/27pdf_index.html.（2015/10/30アクセス）.
- 厚生労働省：平成24年度　介護保険事業状況報告（年報）のポイント. http://www. mhlw.go.jp/topics/kaigo/osirase/jigyo/12/dl/h24_point.pdf（2015/3/1アクセス）.
- 厚生労働省：平成22年（2010）度介護の状況. http://www.mhlw.go.jp/toukei/saikin/hw/k-tyosa/k-tyosa10/4-2.html（2015/3/1アクセス）.
- 幸田仁志, 甲斐義浩, 大杉紘徳, 他：高齢者における最速歩行時の身体動揺性と筋力の関係. ヘルスプロモーション理学療法研究, 2016, 5（4）：161-165.
- 神戸晃男, 山田俊昭, 西村誠次・他：歩行速度の違いによる筋活動の差の筋電図学的研究. 理学療法ジャーナル, 1993, 27：721-725.
- 小黒芳男, 大久保堯夫：運搬形態の違いからみた定常状態での歩行幅および歩行速度に関する基礎研究. 日本経営工学会誌, 1985, 36（5）：372-377.
- Lampinen P, Heikkinen RL, Kauppinen M, Heikkinen E: Activity as a predictor of mental

- well-being among older adults. Aging Ment Health, 2006, 10（5）: 454-466.
- Lauretani F, Russo CR, Bandinelli S, et al: Age-associated changes in skeletal muscles and their effect on mobility: an operational diagnosis of sarcopenia. Journal of Applied Physiology. 2003, 95（5）: 1851-1860.
- Lawlor DA, Patel R, Ebrahim S: Association between falls in elderly women and chronic diseases and drug use: cross sectional study. BMJ, 2003, 27: 712-717.
- Lee D, Ko T, Han S: Effects of Community-Dwelling Older Adults' Demographics and Social, Mental, and Physical Functions on Depressive Disorder. Journal of Physical Therapy Science, 2013, 25（4）: 463-466.
- Lehmann J, Condon S,Price R, et al:Gait abnormalities in hemiplegia: their correction by ankle foot orthoses. Arch Phys Med Rehabil, 1987, 68（11）: 763-771.
- Levy RA: Relative strength as a criterion for investment selection. The Journal of Finance. 1967, 22（4）: 595-610.
- Liston RA, Brouwer Bj: Reliability and validity of measures obtained from stroke patients using the Balance Master. Arch Phys Med Rehabil, 1996, 77: 425-430.
- Long J, Groner J, Eastwood D, et al: Implications of Arm Restraint on Lower Extremity Kinetics During Gait. J Exp and Clin Med, 2011, 3: 200-206.
- Lundin-Olsson L, Nyberg L, Gustafson Y: "Stops walking when talking" as a predictor of falls in elderly people. Lancet, 1997, 349: 617.
- Maki BE: Gait changes in older adults: predictors of falls or indicators of fear. Journal of the American Geriatrics Society. 1997, 45（3）: 313.
- McDonough AL, Batavia M, Chen FC, et al: The validity and reliability of the GAITRite system's measurements: A preliminary evaluation. Arch Phys Med Rehabil, 2001, 82（3）: 419-425.
- MMD研究所：2014年歩きスマホに関する実態調査．https://mmdlabo.jp/investigation/detail_1372.html（2015/8/20アクセス）．
- Murray MP, Kory RC, Clakson BH, et al: Comparision of free and fast speed walking patterns of normal men. Am J Phys med, 1966, 45: 8-23.
- Murray MP, Sepic SB, Barnard EJ: Patterns of sagittal rotation of the upper limbs in walking. Phys Ther, 1967, 47（4）: 272-284.
- Myatt G Baxter R, Dougherty R, et al: The cardiopulmonary cost of backward walking at selected speeds. J Orthop Sports Phys Ther, 1995, 21（3）: 132-138.
- 前原勝矢：右利き・左利きの科学．講談社，1989．
- 前田慶明，東　祐二，米井　聡・他：短下肢装具が脳卒中片麻痺者の歩行時エネルギー消費に及ぼす影響．理学療法科学, 2006, 21（2）: 185-189.
- 牧迫飛雄馬, 古名丈人, 島田裕之・他：後期高齢者における新規要介護認定の発生と5m歩行時間との関連：39カ月間の縦断研究．理学療法学, 2011, 38（1）: 27-33.
- 増田康祐, 芳賀　繁：携帯電話への文字入力が注意，歩行，メンタルワークロードに及ぼす影響．人間工学, 2015, 51（1）: 52-61.
- 松浦義和：踵なし靴（解説/特集）．整形・災害外科, 2003, 46（12）: 1431-1440.
- 松浦義和：高齢者用踵なし靴について．靴の医学, 2001, 14（2）: 35-40.
- 松浦義和：踵なしスリッパが肥満および脊柱起立筋に及ぼす影響について．靴の医学,

- 1998, 11: 75-79.
- 松田淳子, 米田稔彦, 安藤絵未, 他：計算課題が脳血管障害者の歩行動作に与える影響．PTジャーナル, 2005, 39: 373-378.
- 眞野行生：高齢者の転倒とその対策、医歯薬出版、東京、1999, 8-12.
- 丸山仁司：高齢者の運動機能と歩行．理学療法科学, 1999, 14（3）: 101-105.
- 宮辻和貴, 澤山純也, 川端浩一, 他：高齢者の自由歩行における着地足の足向角および歩隔について．日本生理人類学会誌, 2007, 12（4）: 1-6.
- 水本 篤, 竹内 理：効果量と検定力分析入門（統計的検定を正しく使うために）．外国語教育メディア学会（LET）関西支部メソドロジー研究部会 2010 年度報告論集, 2010, 47–73.
- 宮原洋八, 竹下寿郎, 西三津代：地域在住高齢者の運動能力と生活機能．理学療法科学. 2005, 20（4）: 329-333.
- 三好寛和、衣笠 隆、漆畑俊哉・他：中高齢女性の重複歩時間変動と転倒歴との関連、体力科学，2011, 60（1）: 121-132.
- 武藤芳照：転倒予防教室−転倒予防への医学的対応−．第1版, 日本医事新報社, 東京, 1999, 46-53.
- 村田 伸, 忽那龍雄, 北山智香子：最適歩行と最速歩行の相違−GAITRiteによる解析．理学療法科学, 2004, 19（3）: 217-222.
- 村田 伸、大田尾 浩、堀江 淳・他：虚弱高齢者10秒椅子立ち上がりテスト（Frail CS-10）の再現性と妥当性の検討．総合リハビリテーション, 2010, 38: 1183-1187.
- 村田 伸, 松尾奈々, 溝田勝彦：上下肢の一側優位性に関する研究．西九州リハビリテーション研究, 2008, 1: 11-14.
- 村田 伸, 忽那龍雄：在宅障害高齢者に対する転倒予防対策−足把持力トレーニング−．日本在宅ケア学会誌. 2004, 7（2）: 67-74.
- 村田 伸, 甲斐義浩, 田中真一・他：ひずみゲージを用いた足把持力測定器の開発．理学療法科学. 2006, 21（4）: 363-367.
- 村田 伸, 宮崎正光：障害高齢者の簡易下肢機能評価法．理学療法科学. 2005, 20（2）: 111-114.
- 村田 伸、津田 彰、稲谷ふみ枝・他：在宅障害高齢者の転倒に影響を及ぼす身体および認知的要因．理学療法学, 2005, 32（2）: 88-95.
- 村田 伸、甲斐義浩、溝田勝彦・他：地域在住高齢者の開眼片足立ち保持時間と身体機能との関連．理学療法科学, 2006, 21（4）: 437-440.
- 村田 伸、津田 彰、稲谷ふみ枝・他：在宅高齢者の身体機能・認知機能と転倒発生要因に関する前向き研究．理学療法学, 2006, 33: 97-104.
- 村田 伸, 大杉紘徳・矢田幸博・他：転倒経験高齢者の歩容の特徴．総合リハビリテーション, 2017, 45（6）: 637-642.
- 村田 伸, 甲斐義浩, 安彦鉄平・他：高齢者用歩行評価法「バランス歩行テスト」の開発．健康支援, 2017, 19（1）: 1-8.
- 村田 伸, 大杉紘徳, 矢田幸博・他：抑うつ傾向にある高齢者の歩行の特徴．ヘルスプロモーション理学療法研究, 2017, 7（3）: 127-131.
- 文部科学省．新体力テスト−有意義な活用のために−．文部科学省, editor. 東京：ぎょうせい; 2000. 14-25.

- 文部科学省：新体力テスト実施要項（65-79歳対象）. http://www.mext.go.jp/component/a_menu/sports/detail/_icsFiles/afieldfile/2010/07/30/1295079_04.pdf（2016/12/20アクセス）.
- Neumann DA: An electromyographic study of the hip abductor muscles as subjects with a hip prosthesis walked with different methods of using a cane and carrying a load. Physical therapy, 1999, 79（12）: 1163-1173.
- Neumann DA, Cook TM: Effect of load and carrying position on the electromyographic activity of the gluteus medius muscle during walking. Physical therapy, 1985, 65（3）: 305-311.
- Neumann DA, 嶋田智明, 有馬慶美（監訳）：筋骨格系のキネオロジー原著第2版. 医歯薬出版, 東京, 2013, 580-723.
- Nevitt MC, Cummings SR, Kidd S, et al: Risk factors for recurrent nonsyncopal falls: a prospective study. JAMA, 1989; 261（18）: 2663-2668.
- Norton R, Campbell AJ, Lee-Joe T, et al.: Circustance of falls resulting in hip fracture among older people. J Am Geriatr Soc, 1998, 45（9）: 1108-1112.
- NTT docomo：携帯電話のマナー. https://www. Nttdocomo.co.jp/info/manner/（2015/8/20/アクセス）.
- 中江秀幸, 相馬正之, 髙村元章：歩行能力と身体活動能力の関連性について－最大歩行速度と最適歩行速度の差異－. 東北理学療法学, 2010, 22: 62-66.
- 中村隆一：歩行の基礎知識－神経生理を中心として－. 理学療法, 2001, 1（1）: 5-15.
- 中村隆一, 斉藤 宏：臨床運動学 第3版. 医歯薬出版, 東京, 2002, 480-482.
- 中村隆一, 斉藤 宏, 長崎 浩：基礎運動学 第5版. 医歯薬出版, 東京, 2001, 333-361.
- 中村隆一, 斎藤 宏, 長崎 浩：基礎運動学 第8版. 医歯薬出版, 東京, 2013, 379-380.
- 中村隆一, 齊藤 宏, 長崎 浩：基礎運動学 第6版. 医歯薬出版, 東京, 2003, 240-396.
- 中村隆一, 齊藤 宏, 長崎 浩：基礎運動学 第6版. 医歯薬出版, 東京, 2003, 361-420.
- 中村隆一, 齋藤 宏, 長崎 浩：基礎運動学 第6版. 医歯薬出版, 東京, 2003, 318-320.
- 中村立一, 松儀 怜：医療機関の垣根を越えた健康増進施設（スポーツジム）との多職種連携. 日本クリニカルパス学会誌, 2015, 17（2）: 199-202.
- 新野直明, 小坂井留美, 江藤 真紀：在宅高齢者における転倒の疫学、日本老年医学会雑誌, 2003, 40（5）: 484-486.
- 二階堂泰隆, 佐藤久友, 高山竜二・他：パーキンソン病患者に対する後進運動が姿勢と姿勢制御に与える即時効果. 理学療法科学, 2011, 26（4）: 549-553.
- 西谷直樹, 立 正伸：歩隔の違いが短距離走中の速度および動作に及ぼす影響. 日本体育学会大会予稿集, 2013, 64: 213.
- 西村明展, 加藤 公, 福田亜紀・他：転倒しやすい高齢者の歩行解析―第7回三重県旧宮川村検診結果より―. 日本臨床スポーツ医学会誌. 2011, 19（3）: 598-602.
- 日本経済新聞：「ながらスマホ」, 事故で搬送増加. http://www.nikkei.com/article / DGXNASDG0503Y_V01C13A1CC1000（2015/9/30アクセス）.
- 日本産業技術振興協会：歩行パターン 解析ソフトウェア調査研究報告書（代表：窪田俊夫）. 1981.
- 日本ヘルスプロモーション理学療法学会編：理学療法士・作業療法士のためのヘルスプロモーション―理論と実践. 南江堂, 東京, 2014, 10-11.

- 日本ヘルスプロモーション理学療法学会：理学療法士・作業療法士のためのヘルスプロモーション―理論と実践. 南江堂, 東京, 2014, 64-66.
- 日本ヘルスプロモーション理学療法学会編：理学療法士・作療法士のためのヘルスプロモーション. 南江堂, 東京, 2014, 31-72.
- 脳卒中治療ガイドライン2009, Ⅶ 2-2, 日本脳卒中学会 http://www.jsts.gr.jp/jss08.html （2012/10/1アクセス）.
- Overstall PW, Exton-Smith AN, Imms FJ, et al: Falls in the elderly related to postural imbalance. Brit Med J, 1977, 29 (1) : 261-264.
- Ortega JD, Fehlman LA, Farley CT: Effects of aging and arm swing on the metabolic cost of stability in human walking. J Biomech, 2008, 41: 3303-3308.
- 大杉紘徳, 村田 伸, 堀江 淳・他：地域在住高齢者の各歩行パラメーターに関連する要因分析. 日本ヘルスプロモーション理学療法研究, 2014, 4 (1) : 31-35.
- 大杉紘徳, 美和香葉子, 重森健太：健常成人の後ろ向き歩行の特徴. 理学療法科学, 2007, 22 (2) : 199-203.
- 大高洋平：高齢者の転倒予防―これまでとこれから―. 理学療法, 2010, 27 (5) : 617-624.
- 大谷 卓史：ネット中毒と「読書中毒」. 情報管理, 2014, 57 (4) : 279-281.
- 大橋ゆかり, 篠崎真枝, 坂本由美：片麻痺歩行のブルンストロームステージによる歩行周期の変化. 理学療法科学, 2008, 23 (6) : 805-809.
- 岡村和典, 金井秀作：短下肢装具による足関節背屈可動域制限の利用が歩行時筋活動におよぼす影響―健常成人を対象とした基礎研究―. 臨床バイオメカニクス, 2014, 35: 351-355.
- 小澤実奈, 村田 伸, 窓場勝之・他：最適歩行と最速歩行中の歩行パラメーターと下肢筋活動の比較、ヘルスプロモーション理学療法研究, 2016, 5 (4) : 179-183.
- Patla AE: Understanding the roles of vision in the control of human locomotion. Gait Posture, 1997, 5: 54-69.
- Perotto AO（著), 相森 良（訳)：筋電図のための解剖ガイド四肢・体幹, 第三版. 西村書店, 新潟, 2003, 132-191.
- Perry J, Burnfield JM：ペリー歩行分析 正常歩行と異常歩行 原著第2版. 医歯薬出版株式会社, 東京, 2012, 89-92.
- Perry J, Burnfield JM：ペリー歩行分析 正常歩行と異常歩行 原著第2版. 医歯薬出版株式会社, 東京, 2012, 96.
- Perry J, Burnfield JM：ペリー歩行分析 正常歩行と異常歩行 原著第2版. 医歯薬出版, 東京, 2012, 15-27.
- Perry J, Burnfield JM：ペリー歩行分析 正常歩行と異常歩行 原著第2版. 医歯薬出版, 東京, 2012, 52-82.
- Perry J, Burnfield JM：ペリー歩行分析 正常歩行と異常歩行. 医歯薬出版, 東京, 2007, 59.
- Podsiadlo D, Richardson S: The timed "Up & Go" : a test of basic functional mobility for frail elderly persons. J Am Geriatr Soc, 1991, 39 (2) : 142-148.
- Quach L, Galica AM, Jones RN, et al. The nonlinear relationship between gait speed and falls: the Maintenance of Balance, Independent Living, Intellect, and Zest in the Elderly of Boston Study. J Am Geriatr Soc. 2011, 59 (6) : 1069-1073.

- Rantanen T, Guralnik JM, Foley D, et al: Midlife hand grip strength as a predictor of old age disability. JAMA: the journal of the American Medical Association. 1999, 281 (6): 558-560.
- Saunders J, Inman V, Eberhart H: The major determinants in normal and pathological gait. J Bone Joint Surg Am, 1953, 35: 543-558.
- Schrodt LA, Mercer VS, Giuliani CA, et al: Characteristics of stepping over an obstacle in community dwelling older adults under dual-task condition. Gait Posture, 2004, 19: 279-287.
- Sekiya N, Nagasaki H: Reproducibility of the walking patterns of normal young adults: test-retest reliability of the walk ratio (step-length/step-rate). Gait Posture, 1998, 17 (3): 225-227.
- Sekiya N, Nagasaki H, Ito H, et al: The invariant relationship between step length and step rate during free walking. J Human Movement Studies, 1996, 30: 241-257.
- Shiavi R, Green N, McFadyen B, et al: Normative childhood EMG gait patterns. J Orthop Res, 1987, 5: 2883-295.
- Soma M, Murata S, Kai Y, et al: The Activities of the Muscles around the Ankle Joint during Foot-gripping are Affected by the Angle of the Ankle. J.Phys. Ther. Sci, 2013, 25: 1625-1627.
- Stalenhoef PA, Diederiks JP, Knottnerus JA, et al: A risk model for the prediction of recurrent falls in community-dwelling elderly: a prospective cohort study. J Clin Epidemiol, 2002; 55 (11): 1088-94.
- Stanaway FF, Gnjidic D, Blyth FM, et al: How fast does the Grim Reaper walk? Receiver operating characteristics curve analysis in healthy men aged 70 and over. BMJ, 2011, 343: 76-79.
- Steindler A: Kinesiology of human body under normal and pathological conditions. 631-639, Charles C Thomas, Springfield, Illinois, 1955.
- 才藤栄一, 横田元美, 平野明日香・他:脳卒中患者の治療用装具. 日本義肢装具学会誌, 2012, 28 (2): 87-92.
- 齋藤信夫, 小林史明, 赤池佑太:視野制限による快適歩行速度への影響について. 健康科学大学紀要, 2011, 7: 97-102.
- 坂田悍教, 土居通哉, 細川 武・他:地域在住高齢者の歩行能力に関する縦断的分析. 埼玉県立大学紀要. 2002, 4: 9-17.
- 坂本友梨恵, 村田 伸:歩行分析計を用いた健常成人の後ろ向き歩行の分析. ヘルスプロモーション理学療法研究, 2012, 2 (2): 73-75.
- 佐々木智也, 津山直一, 高橋勇・他:日常生活動作テストの手引. リハビリテーション医学:日本リハビリテーション医学会誌, 1982,19 (2): 114-131.
- 佐竹昭介:老年症候群としてのうつ(フレイルとうつ). Geriat. Med, 2014, 52 (10): 1193-1197.
- 島 浩人, 池添冬芽:加齢による二重課題バランス能力低下と転倒および認知機能との関連について. 理学療法科学, 2009, 24 (6): 841-845.
- 島田裕之, 古名丈人, 大渕修一・他:高齢者を対象とした地域保健活動におけるTime Up & Go testの有用性. 理学療法学, 2006, 33 (3): 105-111.

- 新保　史生：スマートフォン利用者の個人情報保護．情報管理，2012, 55（9）：629-637.
- 新開省二，渡辺修一郎，熊谷　修，他：高齢者の活動的余命の予測因子としての5m歩行速度．運動疫学研，2000, 2 (suppl)：32-38.
- 杉浦美穂，長崎　浩，古名丈人，他：地域高齢者の歩行能力　4年間の縦断変化．体力化学，1998, 47（5）：443-452.
- 杉浦正士，早川富博：高齢者の日常生活状況に関与する各種要因の解析（第Ⅰ報）老研式活動能力指標およびうつ傾向評価に関与する因子の抽出．日本農村医学会雑誌，2015, 64（2）：114-124.
- 鈴木隆雄、転倒の疫学、日本老年医学会雑誌、2003, 40（2）：85-94.
- 鈴木隆雄：超高齢社会の幕開けと今後の日本．Geriatric Medicine, 2015, 53（1）：5-6.
- 鈴木隆雄，杉浦美穂，古名丈人・他：地域高齢者の転倒発生に関連する身体的要因の分析的研究－5年間の追跡研究から－．日本老年医学会雑誌，1999, 36: 472-478.
- 鈴木　誠，佐藤洋一郎，武田涼子・他：足関節筋力の動特性と歩行およびバランス能力との関係－若年女性および高齢女性との比較－．東北理学療法学，2012, 24: 48-53.
- 鈴木淳一，松永　喬，徳増厚二・他：重心動揺検査のQ&A，手引き（1995）．Equilibrium Research, 1996; 55: 64-77.
- 総務省：主な情報通信機器の普及状況．http://www.soumu.go.jp/ johotsusintokei/whitepaper/ja/h25/html/nc243110.html（2015/8/20アクセス）．
- 総務省統計局：高齢者の人口　http://www.stat.go.jp/data/topics/topi901.htm（2016/3/6アクセス）．
- 相馬正之，中江秀幸，安彦鉄平・他：二重課題条件下での非転倒経験者と転倒経験者の障害物を跨ぐ際の歩行調節の違いについて．ヘルスプロモーション理学療法研究，2011, 1（2）：117-121.
- 相馬正之，五十嵐健文，工藤　渉・他：足趾把持力とFunctional Reach Testおよび最大一歩幅の関係性について．東北理学療法学，2013, 25：14-18.
- Tyson S, Thornton H: The effect of a hinged ankle foot orthosis on hemiplegic gait: objective measures and users opinions. Clinical Rehabilitation, 2001, 15（1）：53-58.
- Tinetti ME, Richman D, Powell L, et al: Falls efficacy as a measure of fear of falling. J Gerontol, 1990, 15: 239-243.
- 田井中幸司，青木純一郎：在宅高齢女性の転倒経験と体力．体力科学．2007, 56（2）：279-286.
- 髙木治雄：脳卒中片麻痺の積極的装具療法の進め方．PTジャーナル，2011, 45（3）：201-208.
- 高橋隆宜，山田冨美雄，宮野道雄：高齢者の歩容および身体活動量と転倒危険因子の検討．日本生理人類学会誌，2011, 16（3）：115-122.
- 高橋正明：歩行　臨床での歩行分析のために．理学療法ジャーナル，1991, 25,（1）：33-38.
- 高見彰淑：片麻痺歩行障害の理学療法スタンダード．PTジャーナル，2011, 45（10）：869-875.
- 高柳直人、須藤元喜、山城由華吏・他：日本人女性における日常歩行速度と歩容との関連．日本生理人類学会誌，2015, 2：197-205.
- 竹井　仁，柳澤　健，岩崎　健次・他：歩行におけるPhysiological Cost IndexとMETSとの関係．理学療法学，1993, 20（5）：294-299.

- 武田秀和, 大森圭貢, 金子弥生・他：パーキンソン病患者に対するトレッドミル後退歩行トレーニングの試み. 総合リハビリテーション, 2005, 33 (5)：477-480.
- 田尻祐司, 山田研太郎：2型糖尿病患者における体組成の特徴とインスリン抵抗性および心血管危険因子との関連. 日本体質医学会雑誌, 2011, 73 (1)：1-5.
- 多田佳代, 植松光俊, 西田宗幹・他：歩行速度計測の信頼性について. 理学療法学, 1994, 21: 357.
- 楯林義孝：高齢者によくみられるうつ病の基礎的知見, 疫学. Geriat Med, 2014, 52 (10)：1151-1157.
- 田中美加, 久佐賀眞理, 牛島佳代・他：地域在住高齢者における抑うつと転倒リスクの関連. 日本老年医学会雑誌, 2012, 49 (6)：760-766.
- 谷　浩明：評価の信頼性. 理学療法科学, 1997, 12 (3)：113-120.
- 谷口幸一, 安永明智：一般在宅高齢者の日常身体活動量に及ぼす個人・環境要因に関する調査研究. 東海大学健康科学部紀要, 2012; 17: 77-78.
- 月城慶一, 山本澄子, 江原義弘・他：観察による歩行分析, 医学書院, 東京, 2010: 68-69.
- 塚本いね子, 西尾　瞳, 青木主税：踵なし靴が歩行に与える影響　踵なし靴着用時と運動靴着用時での比較. 北里理学療法学, 2002, (5)：85-88.
- 対馬栄輝：SPSSで学ぶ医療系データ解析. 東京書籍, 東京, 2007, 195-214.
- 對馬　均, 対馬栄輝, 對馬　圭・他：ファンクショナルリーチの値は加齢によってどう変化するか？　弘前大学医学部保健学科紀要, 2006, 5, 165-172.
- 恒吉玲代, 永山　寬, 涌井佐和子・他：地域在住高齢者における閉じこもりと身体活動状況および体力. 体力科学, 2008, 57 (4)：433-442.
- 寺垣康由裕、新谷和文、臼田滋：脳血管障害患者における座位前方リーチテストの臨床的有用性の検討. 理学療法科, 2008, 23：151-155.
- 出村慎一, 山次俊介, 佐藤　進：高齢者の歩容と転倒, 関節外科, 2011, 30 (2)：100-107.
- 鳥羽研二：高齢者総合的機能評価ガイドライン. 厚生科学研究所, 2003; 107-114.
- 上田　雄義, 秋山　庸子, 泉　佳伸・他：視線計測を用いた二重課題条件下での歩行の検討. ライフサポート, 2009, 21 (4)：149-157.
- 牛尾信也：耳疾患 めまい・平衡障害　後歩き訓練からみる場合. 小児科診療, 2002, 65 (9)：1417-1423.
- 臼田　滋, 山端るり子, 遠藤文雄：地域在住女性高齢者のバランス能力と下肢筋力, 歩行能力との関連性. 理学療法科学, 1999, 14 (1)：33-36.
- 内山 靖, 小林　武, 潮見泰藏（編）：臨床評価指標入門（適用と解釈のポイント）. 協同医書, 東京, 2003, 13.
- 内山 靖, 小林　武, 潮見泰藏（編）：臨床評価指標入門（適用と解釈のポイント）. 協同医書, 東京, 2008, 127-133.
- Voelcker-Rehage C, Alberts JL: Effect of motor practice on dual-task performance in older adults. J Gerontol B Psychol Sci Soc Sci, 2007, 62: 141-148.
- Whooley MA, Kip KE, Cauley JA, et al: Depression, falls, and risk of fracture in older women. Study of Osteoporotic Fractures Research Group. Arch Intern Med, 1999, 159 (5)：484-490.
- Winter DA, Pluck N, Yang JF: Backward walking: a simple reversal of forward walking? J Mot Behav.1989; 21: 291-305.

- Woolacott M, Shumway-Cook A: Attention and the control of posture and gait: a review of an emerging area of research. Gait Posture, 2002, 16: 1-14.
- Wu T：高齢女性の歩行能力と基礎的体力要因との関連. 広島大学大学院教育学研究科紀要 第二部, 文化教育開発関連領域. 2004, 52: 279-286.
- Yahya EA, Dawes H, Collett J, et al: Gait adaptation to simultane-ous cognitive and mechanical constraints. Exp Brain Res, 2009, 199（1）: 39-48.
- Yang C C, Hsu Y L: A review of accelerometry-based wearable motion detectors for physical activity monitoring. Sensors, 2010, 10（8）: 7772-7788.
- Yang YR, Yen JG, Wang RY, et al: Gait outcomes after additional backward walking training in patients with stroke: a randomized controlled trial. Clin Rehabil, 2005, 19: 264-273.
- 山縣恵美, 山田陽介, 杉原百合子・他：地域在住の自立高齢女性における体力と抑うつ状態との関連. 日本公衆衛生雑誌, 2013；60（4）: 231-240.
- 山口剛司, 高崎恭輔, 大工谷新一：足底圧中心変化に伴う足部周囲筋の筋積分値相対値変化. 関西理学, 2005, 5：103-108.
- 山崎信寿（偏）：足の辞典. 朝倉書店, 1999, 106-109.
- 山崎裕司, 黒沢保寿, 山田純生・他：高齢患者の膝伸展筋力と歩行速度, 独歩自立との関連. 総合リハ, 1998, 26（7）: 689-692.
- 横山真由子, 松尾知之, 橋本雅至・他：片側荷物負荷歩行時のKinematicsとKinetics. バイオメカニズム学術講演会予稿集, 2004, 25：201-204.

村田　伸（むらた　しん）

理学療法士、博士（心理学）、修士（看護学）
久留米大学大学院心理学研究科後期博士課程心理学専攻修了
佐賀医科大学大学院医学系研究科修士課程看護学専攻修了
姫路獨協大学医療保健学部准教授、西九州大学リハビリテーション学部教授を経て、現在、京都橘大学健康科学部教授

---

歩行分析　シート式足圧センサーを用いた歩行分析に関する研究

2017年12月1日発行

著　者　村田　伸
発行所　学術研究出版／ブックウェイ
〒670-0933　姫路市平野町62
TEL.079 (222) 5372　FAX.079 (223) 3523
http://bookway.jp
印刷所　小野高速印刷株式会社
©Shin Murata, 2017 Printed in Japan
ISBN978-4-86584-278-4

乱丁本・落丁本は送料小社負担でお取り換えいたします。

本書のコピー、スキャン、デジタル化等の無断複製は著作権法上での例外を除き禁じられています。本書を代行業者等の第三者に依頼してスキャンやデジタル化することは、たとえ個人や家庭内の利用でも一切認められておりません。